Pflege PRAXIS

Margarete Stöcker

# Der Anti-Stress-Ratgeber für Pflege- und Betreuungskräfte

So bewältigen Sie berufliche Belastungen

Die besten Strategien für mehr Gelassenheit im Job

schlütersche

**Margarete Stöcker** ist examinierte Gesundheits- und Krankenpflegerin, Master of Arts und Master of Sience und Inhaberin des Bildungsinstituts Fortbildungvorort.

»Leben Sie eine gesunde
Selbstfürsorge,
Sie sind es sich wert.«

MARGARETE STÖCKER

**Bibliografische Information der Deutschen Nationalbibliothek**
Die Deutsche Nationalbibliothek verzeichnet diese Publikation in der Deutschen Nationalbibliografie; detaillierte bibliografische Daten sind im Internet über http://dnb.de abrufbar.

ISBN 978-3-8426-0872-6 (Print)
ISBN 978-3-8426-9131-5 (PDF)
ISBN 978-3-8426-9132-2 (EPUB)

Originalausgabe



Lektorat: Claudia Flöer, Text & Konzept Flöer
Covermotiv: Stephen – stock.adobe.com
Covergestaltung und Reihenlayout: Lichten, Hamburg
Satz: Sandra Knauer Satz · Layout · Service, Garbsen
Druck und Bindung: Salzland Druck GmbH & Co. KG, Staßfurt

# Inhalt

# *Danke*

Dank an das Team der Schlüterschen Verlagsgesellschaft, besonders an Claudia Flöer von Text & Konzept Flöer, für die Begleitung, an Sie, liebe Leser*innen, denn kein Buch kann ohne Leser*innen existieren. Danke an Markus Binz für die Genehmigungen zum Abdruck der Abbildungen der 5 Tibeter (fotografiert von Ulrich Landsherr).

Ein ganz besonderer Dank gebührt meinem Mann sowie meinem Sohn, die mir stets motivierend und unterstützend zur Seite standen.

# Vorwort

Wer ist der wichtigste Mensch in Ihrem Leben? Vielleicht antworten Sie jetzt spontan: »Meine Kinder, mein*e Partner*in und/oder meine Familie«. Sie sollten jedoch antworten, dass Sie selbst der wichtigste Mensch in Ihrem Leben sind. Denn wenn Sie auf sich nicht achten, können Sie andere – auch Ihre Familie – nicht stützen. Jede Mutter, die mit ihren Kindern eine Flugreise macht, hört bei der Sicherheitseinweisung, dass im Falle eines Druckabfalls die Sauerstoffmasken herunterfallen und sie sich zunächst selbst die Maske aufsetzen müsse und dann erst die Kinder versorgen solle. Macht sie das nicht, kann es sein, dass sie dazu nicht mehr in der Lage ist. Es geht nicht um Egoismus, wenn es um Sie selbst geht, sondern um Selbstfürsorge.

Den ersten Schritt sind Sie schon gegangen: Sie haben dieses Buch gekauft (danke!) oder ausgeliehen (immer eine gute Idee!). Der zweite ist: Sie lesen diese Zeilen. Nun steht nur noch der dritte entscheidende Schritt aus: Sie setzen die Empfehlungen, Tipps und Ideen zur Stressreduktion auch um. Das ist der entscheidende Schritt. Alle Angebote sind selbstverständlich Empfehlungen. Erst wenn Sie sie ausprobieren, können Sie feststellen, ob diese Maßnahmen etwas für Sie sind. Wenn Sie sich ein Kochbuch kaufen und es nur ins Bücherregal stellen, werden Sie davon auch nicht satt. Sie müssen die Rezepte lesen, etwas daraus kochen und essen. Nach dem gleichen Prinzip wenden Sie bitte auch meine Empfehlungen an. Bleiben Sie dran! Dies Buch soll Ihr Begleiter für eine erfolgreiche Selbstfürsorge werden.

Jedoch ersetzt dieses Buch keinen Arzt, Therapeuten oder Coach. Entspannungsverfahren haben auch »Kontraindikationen«, die ernst genommen werden müssen. Doch zunächst starte ich mit einem theoretischen Teil. Ich gebe Ihnen Hintergrundinformationen zum Thema Pflegeberufe bzw. zum Erleben von Stress. Die Komplexität der beruflichen und (privaten) Aufgaben nimmt kontinuierlich zu. Immer mehr Arbeit verteilt sich auf immer weniger Schultern.

Seit vielen Jahren bin ich im Bereich der Pflege tätig, als Krankenschwester, heute Kranken- und Gesundheitspfleger genannt, als Fachkrankenschwester für Psychiatrie, in Leitungsfunktion in der stationären Pflege und als selbstständige Referentin für Einrichtungen des Gesundheitswesens. Ich kenne zahlreiche Facetten der Pflege und Betreuung. Jeder Tätigkeitsbereich hat seine Besonderheiten und Herausforderungen, seine Freuden und Belastungen. Der Pflegeberuf ist ein sehr anspruchsvoller und vielseitiger Beruf. Pflegebedürftige brauchen dringend fachliche und empathische professionell Tätige, damit sie gut versorgt und begleitet werden. Kurzum: Sie brauchen Menschen wie Sie. Jedoch kann nicht bearbeiteter Druck und erlebter Stress dazu führen, im schlimmsten Fall diesen Beruf zu verlassen und/oder selbst zu erkranken. Somit war es naheliegend, mich des Themas Stress zu stellen und Ihnen Möglichkeiten der Neubewertung, der Ver- und/oder Bearbeitung vorzustellen.

Im Vordergrund der theoretischen Beschreibungen steht die stationäre Langzeitpflege, jedoch sind alle Angebote grundsätzlich für alle Akteure im Gesundheitswesen zu verstehen, in Einrichtungen, ambulanten Diensten und Krankenhäusern. Zu den Akteuren gehören die Mitarbeiter*innen der Pflege, Betreuung, des Sozialen Dienstes, von Hauswirtschaft, Verwaltung, Reinigung und alle weiteren Mitarbeiter*innen des Gesundheitssystems.

Bis zum vierten Kapitel erfahren Sie theoretisches Hintergrundwissen. Dazu gehört die Entwicklung der Pflege und der Einrichtungen der Langzeitpflege. Was das Thema Stress angeht, erfahren Sie, dass es verschiedene Sichtweisen gibt und wie Stress im Körper physiologisch abläuft. Nach einer Vorstellung von Verhaltens- und Verhältnispräventionen geht es ab Kapitel fünf ganz praktisch mit vielen Maßnahmen weiter.

Sie finden in diesem Buch viele Praxisberichte von Mitarbeiter*innen verschiedener Berufsgruppen und aus unterschiedlichen Aufgabenbereichen. Ich habe viele Gespräche geführt und nicht immer ging es dabei nur um positive Erfahrungen. Jedoch waren die meisten Erfahrungen für die Gesprächspartner*innen angenehm und gewinnbringend.

# 1 Pflege – ein Beruf mit Wirkungen und Nebenwirkungen

*»Mir fällt immer wieder zwischendurch ein, was alles gemacht werden müsste, aber dann geht es wieder weiter. Es sind ja auch die vielen Kleinigkeiten, Ordnung in den Zimmern machen (...) Wir sind einfach zu wenig, wir brauchen zwei Leute mehr.«*[1] Dieses Zitat einer Altenpflegerin stammt aus dem Jahre 2003. 19 Jahre später beherrschen die Themen Pflegenotstand, Zeitnot, Stressbelastung, Überforderung und Berufsausstieg das Gesundheitssystem nach wie vor. Wer soll sich um unsere »Alten« kümmern? Arbeitsüberbelastung im Pflege- und Beschäftigungsberuf! Täglich sind derartige Meldungen in sozialen Medien und in öffentlichen Nachrichtensektoren zu lesen und zu hören. Belastungen am Arbeitsplatz in der Pflege nehmen kontinuierlich zu, beispielsweise dadurch bedingt, dass sich Aufgaben zunehmend verdichten und Anforderungen in immer kürzerer Zeit erledigt werden müssen. Zudem steigt die Zahl der pflegebedürftigen Menschen (▸ Abb. 1).

Experten erwarten in Deutschland bis zum Jahr 2060 einen weiteren Anstieg an Pflegebedürftigen auf 4,53 Millionen Menschen. Daraus lässt sich schließen, dass sich im Zuge dieser Problematik die Versorgungsengpässe noch verstärken können und dass, vor allem im Hinblick auf den bereits bestehenden Pflegefachkräftemangel, die Zahlen weiter steigen können. Die in der Abbildung 2 dargestellte Prognose des Statistischen Bundesamtes zeigt, dass der Bedarf an stationären Pflegekräften kontinuierlich wächst. Es wird prognostiziert, dass der Pflegemangel bis zum Jahr 2035 schätzungsweise auf knapp 500.000 offene Stellen für Pflegekräfte ansteigen wird[2] (▸ Abb. 2).

---

1 Koch-Straube U (2003): Fremde Welt Pflegeheim. Huber, Bern., S. 19
2 https://de.statista.com/statistik/daten/studie/172651/umfrage/bedarf-an-pflegekraeften-2025/

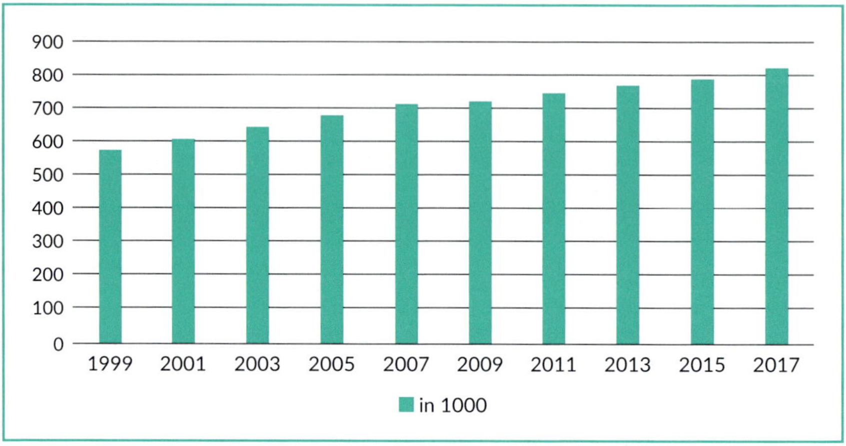


Abb. 1: Anzahl der in Pflegeeinrichtungen versorgten Pflegebedürftigen in Deutschland von 1999–2017

(https://de.statista.com/statistik/daten/studie/36438/umfrage/anzahl-der-zu-hause-sowie-in-heimen-versorgten-pflegebeduerftigen-seit-1999/)

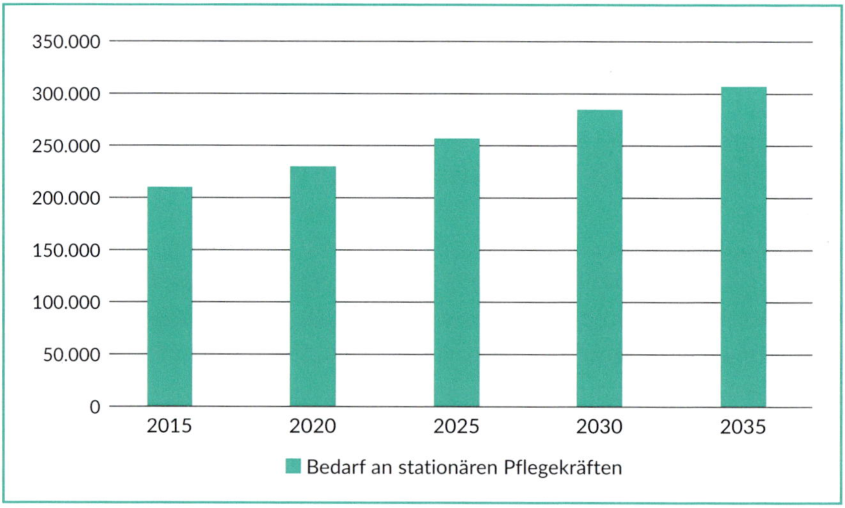


Abb. 2: Prognostizierter Bedarf an stationären Pflegefachkräften in Deutschland bis 2035

(https://de.statista.com/statistik/daten/studie/172651/umfrage/bedarf-an-pflegekraeften-2025/)

Diese Tendenz lässt die Aussage zu, dass sich die Arbeit weiterhin verdichten wird. Das nicht ausreichend vorhandene Personal erfährt zusätzliche Anforderungen. Das bedeutet, zu den steigenden Belastungsfaktoren wie die zunehmenden Pflege- und Betreuungsaufgaben bei gleichzeitig immer knapper werdenden Zeitressourcen und großen körperlichen Anstrengungen kommen weitere Faktoren hinzu. Dazu gehören beispielsweise unklar definierte Arbeitsaufträge sowie eine geringe berufliche Anerkennung. Wie empfinden Personen, die in der stationären Pflege tätig sind, diesen Druck im Rahmen ihrer täglichen Arbeit? Wie erleben sie Stress? Verfügen sie über eine Überzeugung, schwierige Anforderungssituationen mit den vorhandenen Kompetenzen bewältigen zu können?

Der Begriff »Stress« wird heutzutage inflationär benutzt, sowohl im Arbeitskontext als auch im privaten Umfeld. Bei in Pflegeeinrichtungen tätigen Personen wird immer weniger von Zufriedenheit gesprochen. Eine Online-Umfrage ergab, dass von 588 Teilnehmern 410 Befragte ihre berufliche Situation als »sehr unzufrieden« bezeichnet haben[3]. Trotzdem findet täglich in den Pflegeeinrichtungen eine gute Versorgung der Bewohner*innen statt, die geleistete Qualität wird über die bis dato stattgefundene Vergabe von Pflegenoten belegt.[4] Das lässt die Vermutung zu, dass dort tätige Personen über eine Vielzahl an Fähigkeiten und Ressourcen verfügen. Durch die Konzentration auf das Stresserleben kann jedoch der Blick zu den eigenen Kompetenzen zur Bewältigung von schwierigen Anforderungen verloren gehen. Daher stellt sich die Frage, inwiefern in der Pflege tätige Personen davon überzeugt sind, diese Anforderungen mit eigenen Kompetenzen bewältigen zu können. Ist die Zeit wirklich ein auslösender Faktor für die Empfindung von Dauerstress? In welchem Zusammenhang steht die Einstellung zur Arbeit im Verhältnis zum Belastungsgrad?

---

3 https://www.valmedi.de/blog/40-Umfrage-valmedi-Wie-zufrieden-sind-Pflegekraefte

4 https://www.mdk-pruefung.com/pflegenoten-veroeffentlichung-internet/

## 1.1 Die Gegenwart in der stationären Pflege

Seit vielen Jahren ist bekannt, dass Beschäftigte in den sogenannten »helfenden Berufe« ein erhöhtes Risiko haben, physisch und psychisch zu erkranken.[5] Die ständigen Veränderungen in der Arbeitswelt, teilweise bedingt durch qualitätsfordernde Maßnahmen, die zunehmende Verdichtung der Aufgaben, die Anforderungen der ständigen Ansprechbarkeit sowie die eingeforderte Flexibilität erfordern entsprechende Bewältigungsstrategien. Dazu gehören das Erkennen und die Handhabe der eigenen Fähigkeiten und Ressourcen sowie das Wahrnehmen des eigenen Stresserlebens. Vor allem das Stressmanagement ist ein prominentes und allgegenwärtiges Thema der heutigen Zeit. Gemäß der Weltgesundheitsorganisation (WHO) gehört Stress zu den größten Gesundheitsrisiken des 21. Jahrhunderts. Im Handelsblatt wird gewarnt: *»Stress ist ein bisschen wie Klimawandel: Beides wird unterschätzt, und wenn man nichts dagegen unternimmt, endet beides katastrophal.«*[6]

Nerdinger[7] beschreibt Belastungen als objektive Faktoren und Größen, die aus der Umgebung auf den Menschen einwirken. Er unterscheidet dabei physische und psychische Belastungen, zu denen beispielsweise die körperlichen Reaktionen und die psychische Wertung einer Situation zählen. Psychische Belastungen beziehen sich in seiner Aussage auf die Gesamtheit der erfassbaren Einflüsse, die von außen auf den Menschen zukommen und auf ihn einwirken. Nach Dietrich[8] fallen unter Arbeitsanforderungen, die zu Stress führen können, insbesondere Zeitdruck und komplexe Arbeitsinhalte. Gerade Arbeitsbedingungen wie im Kontext der Pflege, die wenig Entscheidungsmöglichkeiten bieten und gleichzeitig durch hohe Anforderungen wie den genannten Zeitdruck und sich widersprechende Arbeitsaufgaben gekennzeichnet sind, sind mit verstärkten Stresserleben verbunden.

---

[5] Vgl. Büssing A (1995): Psychischer Stress und Burnout in der Krankenpflege: Untersuchungen zum Einfluß von Anforderungen, Hindernissen und Spielräumen. Technische Universität München.

[6] Ruess A, Mai J (2007): Stress – und kein Ende. https://www.handelsblatt.com/karriere/volkskrankheit-stress-und-kein-ende/2788788.html

[7] Vgl. Nerdinger FW, Blickle G et al. (2018): Arbeits- und Organisationspsychologie. Springer, Berlin.

[8] Vgl. Dietrich R (2017): Stressbewältigung und berufliche Identität in der Bankenbranche. Springer, Wiesbaden.

Vermehrter Stress, einhergehend mit einem subjektiven Gefühl der Überforderung sowie dem Eindruck, die Arbeit gedanklich nicht mehr loszulassen zu können, ziehen potenziell Beeinträchtigungen der Gesundheit nach sich.[9]

Erfahren Menschen in ihrer sozialen Umgebung Stress, dann werden sie, wie bereits beschrieben, anfälliger für psychische und physische Krankheiten. Diese ätiologische Erkenntnis basiert auf einer langen Geschichte der Stressforschung und ist heute für viele Krankheiten belegt, dazu gehören Erkrankungen des Herz-/Kreislaufsystems, Magen-/Darm-Erkrankungen, Diabetes, Schwächungen des Immunsystems, Störungen im Muskel-/Skelett-System, Depressionen, Panikattacken sowie Burnout.

Im Sozialversicherungsrecht wird Gesundheit als eine der Voraussetzungen zur Arbeits- und Erwerbsfähigkeit einer Person verstanden. Ein gesunder Mensch ist in Bezug auf die an ihn gestellten Anforderungen handlungsfähiger.[10]

Darüber hinaus ist die Bewertung der eigenen Arbeit ein wichtiger Faktor für die Identifikation mit der Tätigkeit **und** die Basis für Motivation und Arbeitszufriedenheit. Subjektive Sinnerfahrung resultiert häufig aus dem Erleben der eigenen Wirksamkeit und aus den sichtbaren Ergebnissen der eigenen Arbeit. Des Weiteren spielt die Anerkennung, die von Vorgesetzten, Kolleg*innen und Interaktionspartner*innen, z. B. Bewohner*innen und Angehörigen entgegengebracht wird, eine entscheidende Rolle.

* Vgl. Jacobs 2019

---

[9] Vgl. TK (2020): Entspann dich. Deutschland TK-Stressstudie 2016. https://www.tk.de/resource/blob/2026630/9154e4c71766c410dc859916aa798217/tk-stressstudie-2016-data.pdf

[10] Vgl. Faltenmaier T (2017): Gesundheitspsychologie. Kohlhammer, Stuttgart.

Gesundheit ist eine wesentliche Voraussetzung für Lebensqualität, Leistungsfähigkeit und die Teilhabe am Leben. Im Vordergrund steht dabei die psychische Gesundheit, die durch berufliche Belastung, Lebensereignisse und Lebensführung erschüttert werden kann. Die psychische Gesundheit kann jedoch auch durch von außen, wie z. B. durch Unterstützung, Resilienz sowie Lebens- bzw. Arbeitsweisen gestärkt werden. Aus diesen Zusammenhängen können Präventionsmaßnahmen abgeleitet werden. Zu Beginn ist das Erkennen der belastenden wie auch der stärkenden Faktoren wesentlich.[11] Dies kann dem Phänomen vorbeugen, dass viele in der Pflege und Betreuung Tätige wegen der zunehmenden Belastungen erkranken oder den Beruf verlassen.

Abbildung 3 stellt zusammenfassend die wesentlichen Einflussfaktoren auf Pflegekräfte dar. Unterschieden werden organisatorische Bedingungen, Belastungen aus der Umgebung sowie Rahmenbedingungen, die teilweise extern bedingt sein können. Die Abbildung[12] zeigt weiterhin Einflussfaktoren, die als belastend oder als stärkend empfunden werden können.

So wird die Theorie von Lazarus vorgestellt (▸ S. 50), der postuliert, dass die Bewertung einer Situation das Resultat des Erlebens sein kann. Analog zu den Einflussvariablen auf Pflegefachkräfte und Pflegekräfte gelten diese Parameter (▸ Abb. 3) auch in Bezug auf die Mitarbeiter des Sozialen Dienstes und die Betreuungskräfte.

Trotz der beschriebenen Problematik bleiben viele in der Pflege Tätige in ihrem Beruf und fühlen sich physisch und psychisch stabil und zufrieden. Was hält Menschen in diesem Beruf? Verfügen manche über besondere Eigenschaften? Mögliche Ansatzpunkte bieten die Selbstwirksamkeitserwartung, ein besonderer Umgang mit Stress oder eine andere Grundeinstellung zur Arbeit. Die Identifikation solcher Einflussgrößen erweitert nicht nur das Wissen über den Zusammenhang zwischen Stressexposition und

---

[11] Vgl. Karim 2015

[12] Vgl. Kunze D (2011): Betriebliche Gesundheitsförderung in der Alten- und Krankenpflege. In: Bamberg E, Duckl A et al. (2011): Gesundheitsförderung und Gesundheitsmanagement in der Arbeitswelt. Hogrefe, Göttingen, 598

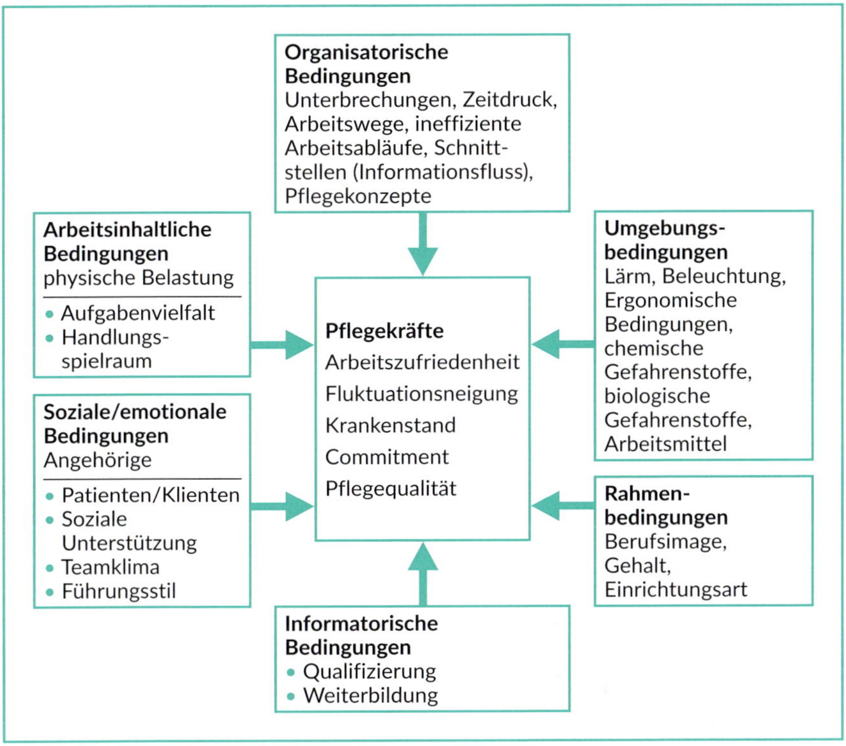


Abb. 3: Einflussvariablen auf die Pflegekräfte (mit * markiert) in Abhängigkeit von ihren Ausprägungen, Ressourcen oder Belastungen.

psychischer Gesundheit, sondern bietet auch die Möglichkeit, Präventionsmaßnahmen abzuleiten. Somit könnte es gelingen, Menschen mit geringer Selbstwirksamkeitserwartung und potenziell negativen Einflüssen auf den Gesundheitszustand, auf das Befinden und auf die Belastungsbewältigung zu stabilisieren und zu stärken.

Wie beschrieben, gelten Stress und Überforderung innerhalb der Erwerbstätigkeit als Risikofaktoren für psychische und physische Erkrankungen. Aus diesem Grund ist eine Senkung dieser Stressoren sehr wichtig. Mit Interventionsmethoden der Verhaltens- und Verhältnisprävention kann dieses Ergebnis erreicht werden. Ziel von Maßnahmen zur Verhaltensprävention ist es, die persönlichen Ressourcen, Stärken und Potenziale der

Tätigen zur Bewältigung der Arbeitssituation zu erweitern und zu vertiefen. Werden diese Maßnahmen erfolgreich eingesetzt, können Gesundheit und Lebensqualität gestärkt werden, wodurch sich das Risiko eines Arbeitsausfalls durch psychische und/oder physische Erkrankungen reduzieren oder minimieren lässt.

***Definition*** **Selbstwirksamkeitserwartung**

Selbstwirksamkeitserwartung ist die subjektive Gewissheit, neue oder schwierige Anforderungssituationen aufgrund eigener Kompetenz bewältigen zu können.

*»Das Konzept der Selbstwirksamkeit ist inzwischen auf zahlreiche Situationen und verschiedenen Handlungsfeldern erfolgreich angewendet worden, u. a. dokumentiert durch mehr als 500 wissenschaftliche Veröffentlichungen.«*[13]

## 1.2 Hintergründe und Rahmenbedingungen

2019 waren in Deutschland 1,7 Millionen Pflegekräfte tätig, davon 1,1 Millionen in der Krankenpflege und 0,6 Millionen in der Altenpflege. Ein Großteil der Beschäftigten ist weiblich, der Bereich der Pflege ist somit weiterhin eine Frauendomäne. Der Anteil von Beschäftigten in Teilzeitarbeit ist hoch. Die Nachfrage nach Beschäftigten kann über die Arbeitslosenzahlen erfasst werden und die sind in der Kranken- und Altenpflege seit Jahren rückläufig. Dem gegenüber steht eine anhaltend hohe – teilweise steigende – Nachfrage der Einrichtungen vor allem nach Pflegefachkräften. Bei Altenpflegekräften besteht ein bundesweiter Mangel.[14]

---

[13] Jerusalem M (2002): Das Konzept der Selbstwirksamkeit. In: Hopf D, Jerusalem M (2002): Selbstwirksamkeit und Motivationsprozess in Bildungsinstitutionen, Beltz, Weinheim, S. 37

[14] Vgl. Bundesagentur für Arbeit (2021): Arbeitsmarktsituation im Pflegebereich. Nürnberg. https://www.arbeitsagentur.de/news/news-arbeitsmarkt-pflegeberufe-broschure

Die im Folgenden beschriebenen Berufsgruppen haben gemeinsam, dass sie zu den sog. »personenbezogenen Berufen« gehören. Sie werden als helfende Berufe bezeichnet, nicht zu verwechseln mit dem »Helfer-Syndrom«.

**Info**

Der Begriff. »Helfer-Syndrom«, das heißt ein übermäßiger Einsatz von Unterstützung und Hilfe für andere Menschen, wurde in den 1970er Jahren von Schmidbauer geprägt. *»Ein typischer Helfersyndrom-Helfer ist unfähig, eigene Gefühle und Bedürfnisse zu äußern, kann eigene Schwächen nicht akzeptieren und kompensiert diese durch eine Fassade übertriebener Hilfsbereitschaft.«** Das Helfer-Syndrom ist wiederum von der Arbeitsbezogenheit abzugrenzen. Diese wird als ein anhaltendes drängendes Gefühl beschrieben, ständig arbeiten zu müssen.

* Beckmann 2015, S. 19

Bezogen auf die stationäre Langzeitpflege haben die dort tätigen Berufsgruppen den gemeinsamen Nenner, dass sie in einer Einrichtung pflegebedürftige Bewohner*innen versorgen. Pflegebedürftig im Sinne des Gesetzes sind nach § 14 SGB XI *»Personen, die gesundheitlich bedingte Beeinträchtigungen der Selbständigkeit oder der Fähigkeiten aufweisen und deshalb der Hilfe durch andere bedürfen. Es muss sich um Personen handeln, die körperliche, kognitive oder psychische Beeinträchtigungen oder gesundheitlich bedingte Belastungen oder Anforderungen nicht selbständig kompensieren oder bewältigen können. Die Pflegebedürftigkeit muss auf Dauer, voraussichtlich für mindestens sechs Monate, und mit mindestens der in § 15 festgelegten Schwere bestehen.«* In § 15 wird der Grad der Pflegebedürftigkeit beschrieben.

Der Wandel der Pflegeeinrichtungen und zugehörigen Berufsgruppen, der sich in den letzten Jahren zunehmend vollzogen hat, wird im Folgenden differenziert vorgestellt.

### 1.2.1 Wandel der Gesundheitsbranche und der Pflegeeinrichtungen

Die Geschichte der Pflege von Menschen lässt sich so weit zurückverfolgen, wie es Menschen gibt. Ebenso wie es Veränderungen in dem Beruf der Pflege gab, veränderten sich im Laufe der Zeit auch die Angebote für pflegebedürftige Menschen. Beispielhaft wird die Entwicklung der Langzeitpflege vorgestellt. Veränderungen fanden selbstverständlich auch in Krankenhäusern und der ambulanten Pflege statt. Die Entwicklung der Pflegeeinrichtungen, früher als »Heime« bezeichnet, kann in drei Abschnitten[15] betrachtet werden:

- **1. Generation:** Die Einrichtungen dieser Generation zeichneten sich durch einfache, zweckmäßige räumliche Ausstattungen aus und dienten bis zu Beginn der 1960er Jahre primär der Versorgung und Verwahrung von alten Menschen in Mehrbettzimmern.
- **2. Generation:** Die Heime zwischen den 1960er und 1970er Jahren orientierten sich stark an den Krankenhäusern. Das Alter wurde mehr als Krankheit aufgefasst und somit Heimbewohner*innen mehr als Patient*innen gesehen. Im Vordergrund standen Hygienemaßnahmen und der zunehmende Einsatz von medizinischer Technik.
- **3. Generation:** Ab den 1980er Jahren veränderte sich die Landschaft der Pflegeeinrichtungen, von der reinen Versorgung zu Einrichtungen mit Wohncharakter für pflegebedürftige Menschen. Es wurde nun versucht, Bedürfnisse von alten Menschen mit den Angeboten in den Einrichtungen zu verbinden. Die Heime wurden zunehmend als ein Zuhause für Bewohner*innen definiert, in denen auch Raum für eine individuelle Versorgung sein sollte.

Die Einführung der Pflegeversicherung am 1. Januar 1995 als eigenständiger Zweig der Sozialversicherung veränderte das bis dahin bestehende Pflegesystem nochmals grundlegend. Zu diesen Veränderungen gehörte, dass Instanzen künftig die Qualität der Pflegeeinrichtungen kontrollieren und die Einrichtungen verpflichtet wurden, für diese Qualität Verantwortung

---

[15] Vgl. Heinzelmann M (2004): Das Altenheim – immer noch eine »Totale Institution«? Eine Untersuchung des Binnenlebens zweier Altenheime. Dissertation. Göttingen. http://ediss.uni-goettingen.de/bitstream/handle/11858/00-1735-0000-0006-B3CD-6/heinzelmann.pdf

zu tragen. Zu diesen Instanzen gehören die Kommunen mit ihrem Organ der Heimaufsicht, das Gesundheitsamt sowie der Medizinische Dienst der Krankenkassen (MDK, heute MD).

Die Aufgaben sind im Einzelnen:

- **Heimaufsicht**
  - Beratung und Überwachung der Einrichtungen, geregelt über die Heimverträge,
  - ergänzend das Personalgesetz, das mit der Heimmindestpersonalverordnung das prozentuale Verhältnis der Bewohner*innen zum Personal bestimmt,
  - ergänzend die Heimmindestbauverordnung beim Bau einer neuen Einrichtung
  - zusätzliche Wirkorgane: Gewerbeaufsicht, Brandschutzbehörde und Bauaufsicht
- **Gesundheitsamt**
  - medizinische und hygienische Beratung sowie Überwachung
- Medizinische Dienst der Krankenkassen (MDK) bzw. MD[16]
  - Beratung und Überprüfung zur Qualitätssicherung

Zu den Veränderungen gehörte auch die Schaffung einer neuen Berufsgruppe, die sog. zusätzlichen Betreuungskräfte. Die Veränderungen im Pflegeversicherungssystem zeigten sich auch am Bewohnerklientel. »*Gingen seit der Einführung der allgemeinen Rentenversicherung Menschen praktisch unmittelbar mit Erreichen des Ruhestandes in ein Heim, so sind die gegenwärtigen BewohnerInnen bei ihrem Einzug häufig bereits pflegebedürftig. Damit geht die Tendenz vom Altenheim hin zum reinen Pflegeheim, mit einem deutlich höheren Durchschnittsalter der BewohnerInnen.*«[17] Nicht nur das Alter der Bewohner*innen nahm und nimmt weiter zu, sondern auch die Intensität der benötigten professionellen Unterstützung. Im Jahr 2013 trat das Pflege-Neuausrichtungsgesetz in Kraft, 2015 das erste Pflegestärkungsgesetz und

---

16 *»Die ersten MDK werden Anfang 2021 in »Medizinischer Dienst« umbenannt. Alle MDK sollen bis zum 30. Juni 2021 umbenannt sein. Der MDS wird Ende 2021 als »Medizinischer Dienst Bund« firmieren. Bis zur Umwandlung werden die Medizinischen Dienste ihre Aufgaben als MDK und MDS fortführen.«* (https://www.mdk.de/medizinischerdienst/mdk-reform/)

17 Heinzelmann 2020, S. 41

2016 dessen zweite Fassung. Diese hatte zum Ergebnis, dass am 1. Januar 2017 der neue Begriff der Pflegebedürftigkeit eingeführt und aus der Pflegestufe der Pflegegrad wurde. Somit wurde zur Bewertung der Pflegebedürftigkeit ein neues Begutachtungssystem eingeführt. Um die Qualität der Pflegeeinrichtung zu evaluieren, wurden im November 2018 die »Maßstäbe und Grundsätze für die Qualität« veröffentlicht. Das neue Qualitätssicherungsverfahren besteht aus zwei Komponenten[18]:

1. Indikatoren für Ergebnisqualität, bestehend aus 98 Fragen, die seitens der Einrichtungen alle sechs Monate an eine Datenanalysenstelle gemeldet werden,
2. Ergebnisse der Qualitätsprüfungen, zusammengesetzt aus den Auswertungen und den direkten Prüfungen in den Einrichtungen.

Diese kurze Zusammenfassung der kontinuierlichen Veränderungen, die auf die Pflegeeinrichtungen wirken, verdeutlicht, dass sich die in diesem Bereich tätigen Personen fortlaufend an veränderte und zusätzliche Aufgaben anpassen müssen. Wie bereits beschrieben nehmen sowohl die Zahl und die Pflegebedürftigkeit der Bewohner*innen zu als auch die zusätzlichen Herausforderungen, die täglich in den Pflegeeinrichtungen zu bewältigen sind.

### 1.2.2 Die Ist-Situation in der Gesundheitsbranche der Pflegeeinrichtungen

Mehr Bewohner*innen, immer mehr Aufgaben. Doch der Personalschlüssel richtet sich primär nach der Pflegebedürftigkeit und somit nach dem Pflegegrad der Bewohner*innen und nicht nach den zusätzlichen Organisations- und Qualitätssicherungsbereichen. Tabelle 1 zeigt die zunehmende Anzahl der Pflegeangebote in den Gesundheitseinrichtungen.
Die Anzahl der vorhandenen Pflegeeinrichtungen in Bezug zu den zu versorgenden Pflegebedürftigen, mit Abgleich des Pflegeschlüssels, bestätigt die prognostische Annahme eines zunehmenden Bedarfs an Pflegefachkräften. Mehr Aufgaben und Verantwortung verteilen sich auf weniger Pflegende.

---

[18] Vgl. https://www.mdk-pruefung.com/pflegenoten-veroeffentlichung-internet/

**Tab. 1: Pflegeheime (Anzahl), Gliederungsmerkmale: Jahre, Deutschland, Pflegeangebot, Träger, Kapazitätsgrößenklassen***

| Pflegeangebot | 1999 | 2001 | 2003 | 2005 | 2007 | 2009 | 2011 | 2013 | 2015 | 2017 |
|---|---|---|---|---|---|---|---|---|---|---|
| Pflegeangebote insgesamt | 8.859 | 9.165 | 9.743 | 10.424 | 11.029 | 11.635 | 12.354 | 13.030 | 13.595 | 14.480 |
| Dauer- und Kurzzeitpflege und Tagespflege und/oder Nachtpflege | 348 | 334 | 389 | 328 | 343 | 399 | 392 | 377 | 403 | 268 |
| Nur Dauer- und Kurzzeitpflege | 943 | 774 | 852 | 854 | 879 | 904 | 1.019 | 1.042 | 1.093 | 764 |
| Nur Dauerpflege und Tagespflege und/oder Nachtpflege | 408 | 496 | 496 | 603 | 672 | 729 | 818 | 915 | 1.051 | 1.098 |
| Nur Kurzzeitpflege und Tagespflege und/oder Nachtpflege | 85 | 92 | 82 | 67 | 56 | 49 | 36 | 28 | 32 | 25 |
| Nur Tages- und Nachtpflege | 14 | 12 | 10 | 7 | 11 | 7 | 16 | 15 | 10 | 9 |
| Nur Dauerpflege | 6.374 | 6.727 | 7.038 | 7.629 | 8.025 | 8.352 | 8.477 | 8.615 | 8.617 | 9.111 |
| Nur Kurzzeitpflege | 245 | 236 | 280 | 280 | 279 | 236 | 227 | 224 | 146 | 148 |
| Nur Tagespflege | 441 | 493 | 595 | 655 | 763 | 957 | 1.368 | 1.814 | 2.244 | 3.056 |
| Nur Nachtpflege | 1 | 1 | 1 | 1 | 1 | 1 | 1 | - | - | 1 |

* https://www.gbe-bund.de/gbe/pkg_isgbe5.prc_menu_olap?p_uid=gast&p_aid=88981798&p_sprache=D&p_help=3&p_indnr=890&p_indsp=&p_ityp=H&p_fid=

Wie beschrieben nimmt der Bedarf an Personal weiter zu, analog dazu die erlebten Belastungen. Aussagen wie »Jetzt hatte ich mich so auf mein freies Wochenende gefreut und muss wieder einspringen« sind keine Seltenheit. Aber auch Aussagen wie »Wir werden nicht anerkannt, wir sind ja nur Pfannenschieber« sind zu hören. Eine vom 14. März bis 4. April 2019 durchgeführte Civey Umfrage mit 500 Teilnehmer*innen stellte die Frage, ob Pflegekräfte das Gefühl haben, dass ihre Arbeit in der Öffentlichkeit ausreichend Anerkennung erfährt. Fast die Hälfte der Teilnehmer*innen (47,0 %) beantwortete die Frage mit »Nein, auf keinen Fall«, 31,7 % meinten »eher nein«.

Überstunden, Schichtarbeit, Feiertage und Wochenenddienste gehören zur Normalität. Krankheitsbezogene Ausfälle sind ebenfalls an der Tagesordnung. Immer mehr Mitarbeiter*innen der Pflegeeinrichtungen reagieren mit Alkoholmissbrauch, Burnout und weiteren Erkrankungen auf die ständig steigenden Anforderungen.

Die von Springer durchgeführte Studie zeigt, dass im Jahr 2017 durchschnittlich 603,9 Arbeitsunfähigkeitstage je 100 Versicherungsjahre aufgrund psychischer Erkrankungen auf pflegende Berufe entfielen. Im Vergleich dazu belief sich die Anzahl der AU-Tage bei allen Berufen in der gleichen Diagnosegruppe auf durchschnittlich 290,08 je 100 Versicherungsjahre.[19]

Trotz der Einflussfaktoren, der Rahmenbedingungen und den beschriebenen Belastungen gibt es auch andere, positive Seiten einer Berufstätigkeit in der Pflege und Betreuung. Großkopf stellte die öffentliche Frage: »Viele Pflegekräfte lieben ihren Beruf trotz vieler Widrigkeiten, was motiviert euch jeden Tag dazu, weiter zu machen?«[20] Er selbst beantwortet die Frage damit, dass Pflegende ihre Tätigkeit als sinnhaft und erfüllend beschreiben. Ihre Arbeit empfinden sie als vielseitig und interessant, ebenso als herausfordernd. Der Beruf wird zudem als zukunftssicher und interdisziplinär beschrieben.

---

[19] Vgl. https://de.statista.com/statistik/daten/studie/1046845/umfrage/au-tage-pflegender-berufen-nach-ausgewaehlten-diagnosegruppe/

[20] Vgl. Großkopf V (2019): Doch es gibt sie: Die schönen Seiten des Pflegeberufs. https://www.rechtsdepesche.de/5-gute-gruende-in-der-pflege-zu-arbeiten/

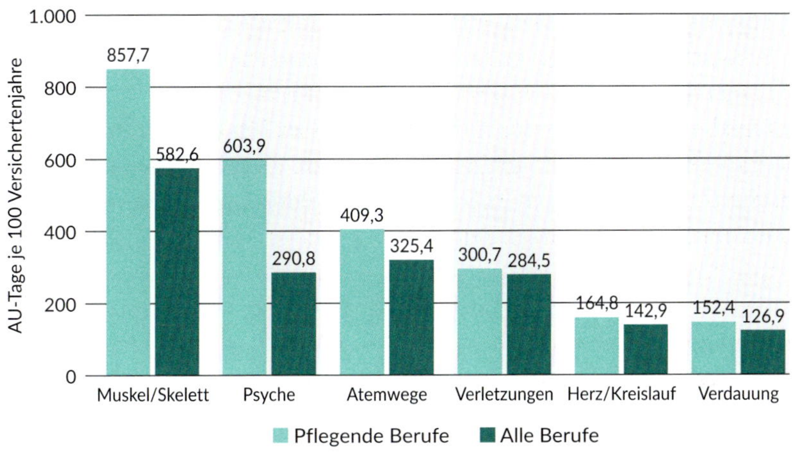


Abb. 4: Arbeitsunfähigkeitstage pflegender Berufe im Vergleich zu allen Berufsgruppen in Deutschland nach ausgewählten Diagnosegruppen im Jahr 2017 (Vgl. Springer 2020).

## 1.3 Die Berufsgruppe der Pflegenden

Die Geschichte der Pflege – so alt wie die Menschheit – wurde von einer Aufgabe des Mitgefühls und der Nächstenliebe zu einem Beruf. Als Beruf wird eine mehr oder minder fest umrissene Aufgabenstellung bezeichnet sowie eine klare Definition von Rechten und Pflichten. Ein Beruf unterliegt gesamtgesellschaftlichen Anforderungen und dient dem Unterhaltserwerb. Nach diesen Voraussetzungen kann die Ausübung von Pflege seit vielen Jahrhunderten als Beruf bezeichnet werden. Die Pflege von Menschen ist eine konkrete Aufgabenstellung, sie beinhaltet eine konkrete Abgrenzung von Rechten und Pflichten sowie gesellschaftlich definierte Anforderungen.[21] Zur Berufsgruppe in der Pflege gehören Gesundheits- und Krankenpfleger*innen, Gesundheits- und Kinderkrankenpfleger*innen,

[21] Vgl. Rüller H (1999): 3000 Jahre Pflege. Prodos, Brake.

Altenpflegefachkräfte, Altenpflege- und Krankenhelfer*innen sowie Kräfte mit entsprechenden weiterbildenden Qualifikationen oder Studiengängen. Die Berufsbezeichnungen gelten für Männer und Frauen gleichermaßen.

Die professionelle Pflegeausbildung geht historisch auf Florence Nightingale zurück. Sie gründete am 4. Juni 1860 mit 15 Auszubildenden im Alter zwischen 25 und 35 Jahren in London die »Nightingale Training School für Nurses«[22].

Henderson bezeichnete die Tätigkeit der Pflege so: *»Die einzigartige Funktion der Pflege besteht darin, dem kranken oder auch gesunden Individuum bei der Verrichtung von Aktivitäten zu helfen, die seiner Gesundheit oder ihrer Wiederherstellung (oder auch einem friedlichen Sterben) förderlich sind und die es ohne Beistand selbst ausüben würde, wenn es über die dazu erforderliche Stärke, Willenskraft oder Kenntnis verfügte. Sie leistet ihre Hilfe auf eine Weise, dass es seine Selbständigkeit so rasch wie möglich wiedergewinnt.«*[23]

***Definition*** **Die Aufgaben der Pflegenden**

Die Weltgesundheitsorganisation (WHO) und andere Organisationen definieren die Aufgaben der Pflegenden wie folgt:

- Pflege, Unterstützung und Trost der Betroffenen,
- kontinuierliche Einschätzung und Überwachung der Gesundheitsbedürfnisse und Reaktionen auf Interventionen,
- Beratung und Anleitung von Betroffenen und Gruppen,
- Identifizierung von Versorgungslücken und Entwicklung entsprechender Maßnahmen,
- Erbringung und Koordination von Gesundheitsdiensten im gesamten Spektrum der Gesundheitsversorgung.*

* Vgl. Hasselhorn 2005

[22] Vgl. Kolling H (2020): Wegbegleiterin der modernen Krankenpflege. Die Schwester/Der Pfleger 95/20, 4–9.

[23] Vgl. Hindrichs S, Rommel U (2018): Expertenstandards praktisch anwenden. Vincentz Network, Hannover.

Diese vielfältigen Aufgabenbereiche bringen es mit sich, dass Mitarbeiter*innen im Pflegesektor eine ausgeprägte physische und psychische Nähe zu den versorgenden Menschen haben. Die Versorgungen finden häufig in der körpernahen Pflege – früher als »Grundpflege« bezeichnet – statt, welche die erste Säule der pflegerischen Tätigkeit darstellt. Sie impliziert, dass Menschen, die sich selbst nicht mehr versorgen können, gewaschen werden. Pflegende haben demnach intimen und schambesetzten Kontakt bei der Versorgung von Menschen mit Stuhl- und/oder Harninkontinenz. Somit sind sie wiederkehrend mit den Emotionen Scham, oft auch von Seiten der Pflegebedürftigen, jedoch auch mit der Emotion Ekel konfrontiert. Sie sind darüber hinaus Ansprechpartner*innen für jegliche Ängste und Nöte der Pflegebedürftigen. Manchmal sind die in Pflege und Betreuung Tätigen regelrecht »Prellböcke« für Ärger und Frustrationen, und dass oft nicht nur für die Betroffenen, sondern auch für deren Angehörige. »Eine Emotion ist ein komplexes Gefühl, eine Befindlichkeit, die häufig als Reaktion auf ein bedeutendes Erlebnis entsteht. Emotionen sind oft mit bestimmten Kognitionen, physiologischen Reaktionen und spezifischen Verhaltensweisen verbunden.«[24] Neben den eher negativ geprägten Emotionen gehören jedoch auch angenehme Emotionen wie Freude oder Trost, die Erfolge und Dankbarkeiten von Bewohner*innen von Pflegeeinrichtungen und deren Angehörigen zum pflegerischen Alltag dazu.[25]

Zu der körpernahen Pflege kommt für Pflegefachkräfte die Verantwortung und Umsetzung der Behandlungspflege hinzu. Behandlungspflege ist eine vom Arzt angeordnete medizinische Versorgung. Sie stellt die zweite Säule der pflegerischen Tätigkeit dar. So kann es vorkommen, dass eine allein im Dienst anwesende Pflegefachkraft für 20 bis 30 Bewohner*innen in einem Wohnbereich drei bis vier Mal täglich Medikamente stellt sowie körperbezogene Messungen, z. B. Blutzuckermessungen oder die Versorgung von Wunden, leisten muss.

---

[24] Vgl. Endspurt Vorklinik (2020). PsychSoz: Die Skripten fürs Physikum. Thieme, Stuttgart.

[25] Vgl. https://www.faz.net/aktuell/gesellschaft/jugend-schreibt/altenpflege-freude-ueber-die-dankbarkeit-der-betagten-bewohner-14019214.html

Die dritte Säule der pflegerischen Tätigkeit ist die Erledigung von administrativen Aufgaben. Die Erfassung und Abbildung des Pflegeprozess sowie die tägliche Dokumentation erfordert zusätzliche Zeit. Hinzu kommt bei vielen Pflege- und Betreuungskräften eine zunehmend ablehnende Einstellung zu einer überbordenden Dokumentation.[26]

Weitere Belastungen entstehen durch die Begleitung des Sterbeprozesses sowie den Tod von Bewohner*innen. Durch die oft jahrelangen Beziehungen zu den Bewohner*innen und Angehörigen kann der Verlust und die ständig sich wiederholende Trauer für Pflegende ebenfalls als Belastung empfunden werden.[27] Zu den aufgeführten Bedingungen werden die folgenden Rahmenbedingungen als ausschlaggebend für Belastungen diskutiert:

- schlechte Bezahlung,
- wenig Freizeit,
- unangenehme Dienstzeiten,
- Schichtdienst,
- viele Überstunden,
- keine Pausen und
- teilweise gering vorhandene Anerkennung.[28]

In der Gesellschaft erfährt die Altenpflege gegenüber der Krankenpflege immer noch eine erheblich geringere Wertschätzung. *»Der Altenpflegeberuf ist heute immer noch ein um gesellschaftliche Anerkennung ringender Bereich, da im Allgemeinen nicht bekannt ist, welches Spektrum an anspruchsvollen Kompetenzen dieser Beruf voraussetzt. Lange wurde Altenpflege als Hilfsberuf der Krankenpflege angesehen, was angesichts des heute in der Altenpflege geforderten Leistungsspektrums allerdings völlig unangemessen ist.«*[29]

---

[26] Vgl. Stöcker 2020

[27] Vgl. Vogt A (2013): Belastungen von Mitarbeitern in der stationären Pflege durch das Miterleben von Sterben, Tod und Trauer. Springer, Heidelberg.

[28] Vgl. Schmucker R (2020): Arbeitsbedingungen in Pflegeberufen. In: Jacobs K, Kuhlmey A et al. (2019): Pflege-Report 2019: Mehr Personal in der Langzeitpflege – aber woher? Springer, Berlin, 49–60.

[29] Wittig F, Ohlerth E (2019): Albtraum Pflegeheim. riva, München., S. 55

### 1.3.1 Pflegefachkräfte

Die Arbeitsteilung zwischen den traditionellen Gesundheitsberufen des Arztes und der Krankenpflege entstanden bereits im 19. Jahrhundert[30] Aus den Helfer*innen für Ärzt*innen wurde eine eigenständige Berufsgruppe mit fundierten Ausbildungen. Das bundeseinheitliche Krankenpflegegesetz wurde kontinuierlich verändert. So wurde 1957 sowie 1965 der Anteil der theoretischen Stunden in der Ausbildung von 400 auf 1.200 Stunden erhöht.[31] Seit 2003 beinhaltet die Ausbildung gemäß Krankenpflegegesetz 2.100 Stunden theoretischen und praktischen Unterricht sowie 2.500 Stunden praktische Ausbildung.

Die deutsche Altenpflegeausbildung entstand erst später und orientierte sich am Krankenpflegegesetz. Die Ausbildung zum/r Altenpfleger*in ist bundesweit einheitlich durch das Altenpflegegesetz (AltPflg) geregelt und dauert drei Jahre. Die Ausbildung kann je nach vorhandenen Qualifikationen um bis zu zwei Jahre verkürzt werden.[32]

*»Mit dem Gesetz zur Reform der Pflegeberufe, das im Juli 2017 verkündet wurde, wird der Grundstein für eine zukunftsfähige und qualitativ hochwertige Pflegeausbildung für die Kranken-, Kinderkranken- und Altenpflege gelegt. Die Änderungen werden gemäß dem Bundesministerium für Gesundheit vorgestellt:*

- *Alle Auszubildenden erhalten zwei Jahre lang eine gemeinsame, generalistisch ausgerichtete Ausbildung, in der sie einen Vertiefungsbereich in der praktischen Ausbildung wählen. Auszubildende, die im dritten Ausbildungsjahr die generalistische Ausbildung fortsetzen, erwerben den Berufsabschluss ›Pflegefachfrau‹ bzw. ›Pflegefachmann‹.*
- *Auszubildende, die ihren Schwerpunkt in der Pflege alter Menschen oder der Versorgung von Kindern und Jugendlichen sehen, können wählen, ob sie – statt die generalistische Ausbildung fortzusetzen – einen gesonderten Abschluss in der Altenpflege oder Gesundheits- und Kinderkrankenpflege erwerben wollen.*

30 Vgl. Faltenmaier 2017

31 Vgl. https://www.bgbl.de/xaver/bgbl/start.xav?start=//*%5B@attr_id=%27bgbl165s1443.pdf%27%5D#__bgbl__%2F%2F*%5B%40attr_id%3D%27bgbl165s1443.pdf%27%5D__1630309548069

32 Vgl. Flake R (2018): Fachkräfteengpass in der Altenpflege. Institut der deutschen Wirtschaft, Köln.

- *Nach zwei Dritteln der Ausbildung wird eine Zwischenprüfung zur Ermittlung des Ausbildungsstandes eingeführt. Den Ländern wird dadurch die Möglichkeit eröffnet, die mit der Zwischenprüfung festgestellten Kompetenzen im Rahmen einer Pflegeassistenz- oder -helferausbildung anzuerkennen.*
- *Die neuen Pflegeausbildungen werden im Jahr 2020 beginnen.«*

Eine Hoffnung der generalisierten Pflegeausbildung ist es, den Kreis der potenziellen Altenpfleger*innen zu vergrößern. Die Gefahr könnte jedoch sein, dass es viele Absolvent*innen gibt, die nach der Ausbildung in die besser vergüteten und anerkannteren Gesundheits- und Krankenpflegeberufe gehen.[33]

Zu den Pflegefachkräften zählen auch Berufe mit Zusatzausbildungen, beispielsweise Gesundheits- und Krankenpfleger*innen mit Spezialisierungen, die zwei weitere Ausbildungsjahre in Psychiatrie oder OP- und Anästhesiepflege absolviert haben. In der Altenpflege gibt es z. B. die Weiterbildung zu gerontopsychiatrischer Fachkraft und weitere Spezialisierungen. Zunehmend bieten auch Hochschulen die pflegerische Erstausbildung an. Studiengänge stehen seit 1990 an den Fachhochschulen und Hochschulen zur Verfügung. Studienabschlüsse können beispielsweise in der Pädagogik, Wissenschaft und im Management erreicht werden.

In § 6 der Heimpersonalverordnung wird die personelle Anforderung an Einrichtungen festgelegt: *»Fachkräfte im Sinne dieser Verordnung müssen eine Berufsausbildung abgeschlossen haben, die Kenntnisse und Fähigkeiten zur selbständigen und eigenverantwortlichen Wahrnehmung der von ihnen ausgeübten Funktion und Tätigkeit vermittelt. Altenpflegehelferinnen und Altenpflegehelfer, Krankenpflegehelferinnen und Krankenpflegehelfer sowie vergleichbare Hilfskräfte sind keine Fachkräfte im Sinne der Verordnung.«*

---

33 Ebd.

### 1.3.2 Pflegekräfte

In der Praxis werden Pflegekräfte auch Pflegehelfer*innen oder Pflegeassistent*innen genannt. Die Qualifikationen reichen von keiner Ausbildung bis zu einem Jahr Ausbildung. Die Ausbildungen sind in den Bundesländern unterschiedlich geregelt.[34] Unabhängig von einer fehlenden oder vorhandenen Ausbildung wird die Differenzierung in der Heimpersonalverordnung deutlich: Pflegekräfte zählen, selbst mit einjähriger Ausbildung, nicht zu den Pflegefachkräften.

Zu den Tätigkeiten der Pflegekräfte gehören die Aufgaben der körpernahen Pflege. Pflegekräfte sind aber nicht direkt für den theoretischen professionellen Aufbau des Pflegeprozesses verantwortlich. Diese Tätigkeit übernehmen die Pflegefachkräfte. Jedoch setzen die Pflegekräfte den Prozess praktisch um, ihre Tätigkeit ist sehr nah an den Bewohner*innen, weshalb die Belastungen für sie genauso zutreffen wie für Pflegefachkräfte.

## 1.4 Die Berufsgruppen des Sozialen Dienstes und Betreuungskräfte

Zum 1. Januar 1990 wurde ein »gruppenübergreifender Dienst« für Pflegeeinrichtungen als Ergebnis von Verhandlungen der Spitzenverbände der Freien Wohlfahrt, der Kommunalen Spitzenverbände sowie den Landschaftsverbänden Rheinland und Westfalen Lippe ins Leben gerufen. Eingestellt wurden Sozialarbeiter*innen sowie Ergo- und Altentherapeut*innen. Als Bemessungsgrundlage wurde pauschal pro Einrichtung eine 0,5-Stelle und zusätzlich pro 59,2 Bewohner*innen eine ganze Stelle festgelegt.

[34] Vgl. https://karriere.diakonie.de/helfer-und-assistenzausbildungen

**Info**

Der Begriff »Sozialer Dienst« ist in der stationären Langzeitpflege ein feststehender Begriff. Jedoch kann er außerhalb dieser Settings für Verwirrung sorgen. Im Krankenhaus wird der Soziale Dienst etwa zur Unterstützung der Patient*innen und deren Angehörigen primär für behördliche Gänge und Vermittlungen im Gesundheitsbereich tätig.

Für den Sozialen Dienst steht die Lebensqualität und Individualität der Bewohner*innen im Mittelpunkt. Durch Unterstützung soll den Bewohner*innen Alltagsnormalität ermöglicht werden, um sich in den Einrichtungen möglichst wie in einem privaten, häuslichen Wohnumfeld zu fühlen. Zu den direkten Aufgaben des Sozialen Dienstes gehören:

- Beratung, Begleitung und Unterstützung,
  - Hilfestellung beim Einzug und in der Eingewöhnungsphase,
  - Biografiearbeit,
  - Unterstützung in der Lebensgemeinschaft.
- Einzel- und Gruppenangebote
  - Nach den Bedürfnissen und Möglichkeiten ausgerichtete Beschäftigungsangebote,
  - Unterstützung bei der Ausübung religiöser Betätigung.
- Angehörigenarbeit
  - Unterstützung zur Bewältigung,
  - Informationen zu Krankheitsbildern und behördlichen Vorgaben.
- Palliativ- und Sterbebegleitung
  - Begleitung und Unterstützung für einen würdevollen letzten Weg des Lebens.

Zu den übergreifenden Aufgaben des Sozialen Dienstes gehören:

- Aufbau und Begleitung des Ehrenamtes
  - Konzeptentwicklung und Begleitung der ehrenamtlich Tätigen.

Jedoch erfahren die Aufgaben des Soziales Dienst nicht immer die verdiente Anerkennung. Teilweise gilt die Tätigkeit nicht als »richtige Arbeit«, sondern mehr als »Spaßaufgabe«. Hinzu kommen Konkurrenzgedanken aus dem pflegerischen Bereich. Manche Aufgaben, die sonst von Mitarbeiter*innen der Pflege ausgeübt wurden, hat der Soziale Dienst übernommen. Wegen der zunehmenden Verdichtung der pflegerischen Aufgaben wurde jedoch die entlastende Unterstützung – wenn auch manchmal eher ungern – angenommen.

Zum Team des Sozialen Dienst gehören auch die Betreuungskräfte. Die Einrichtungen planen und organisieren die Einsätze entweder über den Sozialen Dienst, teilweise auch über die Pflegedienst- oder Einrichtungsleitungen. Vom Aufgabenspektrum her gehören Betreuungskräfte zum Sozialen Dienst.

### 1.4.1 Berufsgruppen des Sozialen Dienstes

Wie beschrieben setzt sich der Soziale Dienst aus verschiedenen Berufsgruppen zusammen. Dazu gehören u. a. Sozialpädagog*innen, Sozialarbeiter*innen, Heilerziehungspfleger*innen, Altentherapeut*innen, Gesundheitspädagog*innen, Ergotherapeut*innen und Familienpfleger*innen.

### 1.4.2 Berufsgruppe Betreuungskräfte

Die Berufsbezeichnung »Betreuungskraft« ist kein geschützter Begriff. Die Angehörigen dieser Profession werden auch Betreuungsassistent*innen genannt. Ihre Aufgabe ist es, professionelle Betreuungsangebote für pflegebedürftige Menschen, individuell nach deren Fähigkeiten und Ressourcen, zu planen und durchzuführen. Im Jahr 2009 wurden die sog. »eingeschränkten Alltagskompetenzen« für Menschen definiert, die einen besonderen Bedarf an Betreuung benötigen, wie z. B. Menschen mit einer demenziellen Erkrankung, geistigen Behinderung oder anderen psychischen Erkrankungen. Die Voraussetzungen, wer welche Leistungen bekommt, wurden klar über das elfte Sozialgesetzbuch (SGB XI) definiert. Der

Bedarf der Betreuung stieg im Zeitraum von 2009 bis 2014 zunehmend, sodass mit der Novellierung der Richtlinien nach § 87b SGB XI die Zielgruppe der Angebote erweitert wurde. Weitere Änderungen folgten im Rahmen des Pflegestärkungsgesetz III zum 1. Januar 2017. Aus dem § 87b SGB XI wurde § 53c SGB XI. Durch diese Veränderung erhielten alle Pflegebedürftigen Anspruch auf Maßnahmen der zusätzlichen Betreuung.

Die Aufgaben der Betreuungskräfte haben das Ziel, Bewohner*innen der Pflegeeinrichtungen im täglichen Leben zu begleiten und zu aktivieren. Pflegebedürftige sollen motiviert und orientiert werden, am Leben teilzunehmen. Mitarbeiter*innen der Betreuung sollen den Bewohner*innen mit ihren Sorgen und Nöten zur Seite stehen sowie sie dabei unterstützen, am sozialen Leben und Kontakt mit anderen Menschen sicherstellt.[35] In den Richtlinien nach § 53c SGB XI zur Qualifikation und zu den Aufgaben von zusätzlichen Betreuungskräften in stationären Pflegeeinrichtungen (Betreuungskräfte-RL) vom 19. August 2008 in der Fassung vom 23. November 2016 werden die Anforderungen an Betreuungskräfte werden in § 3 beschrieben:

- Einnahme einer positiven Haltung gegenüber kranken, behinderten und alten Menschen,
- soziale Kompetenz und kommunikative Fähigkeiten,
- Beobachtungsgabe und Wahrnehmungsfähigkeit,
- Empathie- und Beziehungsfähigkeit,
- Bereitschaft und Fähigkeit zu nonverbaler Kommunikation,
- Phantasie, Kreativität und Flexibilität,
- Gelassenheit im Umgang mit verhaltensbedingten Besonderheiten infolge von körperlichen, demenziellen und psychischen Krankheiten oder geistigen Behinderungen,
- psychische Stabilität, Fähigkeit zur Reflexion des eigenen Handelns sowie Fähigkeit zur Abgrenzung,
- Fähigkeit zur würdevollen Begleitung und Anleitung von einzelnen oder mehreren Menschen mit körperlichen Beeinträchtigungen, Demenz, psychischen Erkrankungen oder geistigen Behinderungen,
- Teamfähigkeit, Zuverlässigkeit.

[35] Vgl. Greb-Kohlstedt B, Kammeyer U et al. (2017): Dokumentation in der Betreuungsarbeit: Chancen nutzen mit PSG, Strukturmodell und NBI. Vincentz Network, Hannover.

# 2 Das Konzept der Selbstwirksamkeitserwartung

Die »subjektive Gewissheit, neue oder schwierige Anforderungssituationen aufgrund eigener Kompetenzen bewältigen zu können«[36] wird als **Selbstwirksamkeit** beschrieben. Der Begriff wurde erstmalig 1977 von Albert Bandura formuliert und geht auf dessen sozial-kognitive Lerntheorie zurück. Diese Gewissheit, Anforderungen bewältigen zu können, spielt im Bereich des Verhaltens eine wesentliche Rolle und kann entscheidend zu einer Veränderung des Verhaltens beitragen. Diese Erfahrung machte Albert Bandura, 1925 geboren, während seiner eigenen Schulausbildung. Aufgrund von Lehrermangel lernte er in seiner Schule früh, sich selbst zu motivieren und in Lerngruppen selbstgesteuert zu lernen. Nach seinem Psychologiestudium ging er zur Stanford University und beschäftigte sich mit Interaktionsprozessen in der Psychotherapie. Bandura und das Konzept der Selbstwirksamkeitserwartung sind fest miteinander verbunden. Er versteht darunter eine Verhaltensweise, die sich auf Grund eigener Fähigkeiten und Ressourcen zielführend bei Menschen zeigen können.[37]

Es wird jedoch betont, dass die Selbstwirksamkeitserwartung nicht der alleinige Faktor zu einer Zielerreichung ist, sondern auch soziale und personelle Ressourcen bedeutsam sind. Selbstwirksamkeitserwartung »beruht auf der Annahme, dass Menschen ihre Erfolgs- und Misserfolgserfahrungen sich selbst zuschreiben und sie danach generalisieren können.«[38] Die

[36] Vgl. Bengel J (2009): Selbstwirksamkeiterwartung. In: Hohmann C (2009): Handbuch der Gesundheitspsychologie und medizinische Psychologie. Hogrefe, Göttingen, 61–67.

[37] Vgl. Becker B (2014): Grundlagen der differentiellen und Persönlichkeitspsychologie. SRH, Riedlingen.

[38] Vgl. Karim A (2017): Instrumente der Gesundheitspsychologie. SRH, Riedlingen, S. 25

folgende Abbildung zeigt vier verschiedene Quellen, die nach Bandura die Selbstwirksamkeitserwartung beeinflussen.

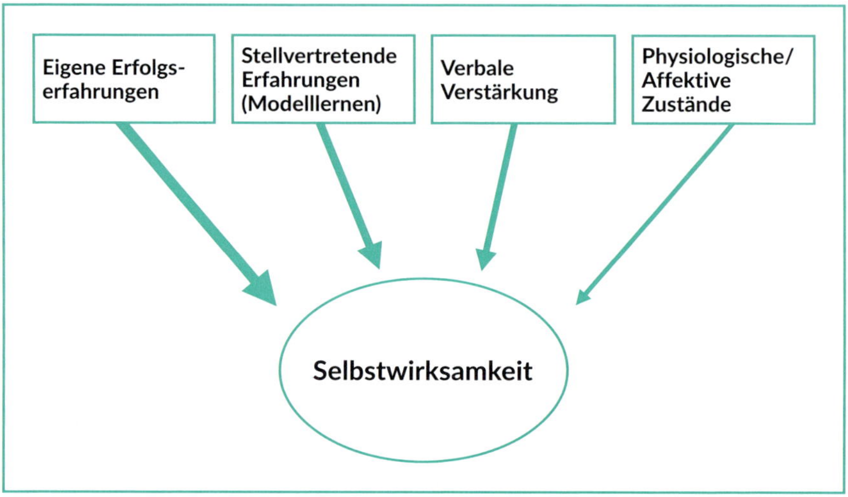


Abb. 5: Quellen der Selbstwirksamkeit (vgl. Daniel 2014, S. 39).

Die Intensität der Pfeile (▶ Abb. 5) zeigt die Stärke des Einflusses. Als wichtiger Einflussfaktor der Selbstwirksamkeitserwartung werden eigene Erfahrungen aufgeführt. Wesentlich sind vor allem die Erfahrungen, dass in schwierigen Situationen selbst positiver Einfluss genommen werden konnte. Wichtig ist dabei, dass sich die Menschen den Erfolg selbst zuschreiben und nicht äußeren Faktoren zuschreiben. Ein weiterer Einflussfaktor nach Bandura ist das Lernen am Modell. Menschen lernen von anderen Menschen, vor allem, wenn sie sich mit ihnen identifizieren, und übernehmen Verhaltensweisen durch Beobachtung. Das beobachtete Verhalten projizieren Menschen auf ihre eigene Fähigkeit und entwickeln die Vorstellung, auch selbst in der Lage zu sein, erfolgreich zu handeln. Als weitere Komponente wirken verbale Verstärker. Erfahren Menschen positiven Zuspruch, gerade aus ihrer unmittelbaren Umgebung, wirkt sich dies positiv auf ihre Selbstwirksamkeitserwartung aus. Auch physiologische und affektive Zustände beeinflussen die Selbstwirksamkeitserwartung. Bei der Wahrnehmung dieser Faktoren, wie z. B. ein Zittern der Stimme, ein Erröten oder schwitzende Hände wird einer Situation jedoch eher eine reduzierte

Selbstwirksamkeitserwartung zugeschrieben. Zusätzlich zu den abgebildeten Faktoren kommen noch die Variablen »Ergebniserwartung« und »soziokulturell behindernde sowie unterstützende Faktoren« hinzu.

Zusammenfassend beschreibt die Selbstwirksamkeitserwartung somit, inwiefern ein Mensch davon überzeugt ist, auch in schwierigen Situationen ein bestimmtes Verhalten zu zeigen. Eine positive Selbstwirksamkeitserwartung kann, wenn auch nicht als alleiniger Prädikator, eine gelungene Stress- und Krankheitsbewältigung begünstigen. Sie unterstützt die Initiierung der Selbstregulation und somit die Zielerreichung. *»Selbstwirksame Personen setzten sich prägnante Ziele, initiieren Handlungen schneller und geben bei Schwierigkeiten nicht so schnell auf.«*[39] Bandura sieht die Selbstwirksamkeitserwartung allerdings mit Situations- oder Aufgabenbezug. Er stellt in Frage, ob ein Mensch grundsätzlich in allen Lebensbereichen oder -situationen selbstwirksam sein kann. Infolgedessen wurden unterschiedliche Skalen zur Erhebung der Selbstwirksamkeitserwartung für verschiedenen Bereiche entwickelt:

- Selbstwirksamkeitserwartung in Bezug auf Schulleistungen, selbstmotiviertes Lernen sowie im sozialen Verhalten
- Selbstwirksamkeitserwartung bei Lehrern in Bezug auf Lehrsituationen, Umgang mit Schülern sowie Beeinflussung des Lernklimas
- Selbstwirksamkeitserwartung bei Eltern in Bezug auf Erziehungsverhalten

Schwarzer und Jerusalem stellen der situationsspezifischen Betrachtung eine generelle Selbstwirksamkeitserwartung gegenüber. Schwarzer versteht unter Selbstwirksamkeitserwartung ein generalisiertes und zeitlich stabiles Konstrukt. Es handelt sich bei Schwarzer eher um eine allgemeine Erwartungshaltung von Bewältigungs- und Problemlösefähigkeit.[40] Der folgende Fragebogen erfasst eine allgemeine Selbstwirksamkeitserwartung.[41]

---

[39] Ebd.
[40] Vgl. Jerusalem 2002
[41] Vgl. Karim A (2016): Horizontale & vertikale Verhaltensanalysen. SRH, Riedlingen.

**Tab. 2: Skala zur Erfassung der Allgemeinen Selbstwirksamkeitserwartung von Schwarzer & Jerusalem**

| Statement | 1 | 2 | 3 | 4 |
|---|---|---|---|---|
| 1. Wenn sich Widerstände auftun, finde ich Mittel und Wege, mich durchzusetzen. | | | | |
| 2. Die Lösung schwieriger Probleme gelingt mir immer, wenn ich mich darum bemühe. | | | | |
| 3. Es bereitet mir keine Schwierigkeiten, meine Absichten und Ziele zu verwirklichen. | | | | |
| 4. In unerwarteten Situationen weiß ich immer, wie ich mich verhalten soll. | | | | |
| 5. Auch bei überraschenden Ereignissen glaube ich, dass ich gut mit Ihnen zurechtkommen kann. | | | | |
| 6. Schwierigkeiten sehe ich gelassen entgegen, weil ich meinen Fähigkeiten immer vertrauen kann. | | | | |
| 7. Was auch immer passiert, ich werde schon klarkommen. | | | | |
| 8. Für jedes Problem werde ich eine Lösung finden. | | | | |
| 9. Wenn eine neue Sache auf mich zukommt, weiß ich, wie ich damit umgehen kann. | | | | |
| 10. Wenn ein Problem auftaucht, kann ich es aus eigener Kraft meistern. | | | | |
| (1) stimmt nicht, (2) stimmt kaum, (3) stimmt eher, (4) stimmt genau | | | | |

Die Auswertung des Fragebogens besteht nur im Addieren von Punktwerten, wodurch sich ein Punktwert zwischen 10 und 40 Punkten ergibt. Es gibt keine konkreten Aussagen wie, »wenn Punktzahl X, dann bedeutet es Y«. Jedoch können Sie eines erkennen: Je höher das Gesamtergebnis der erreichten Punkte ist, umso höher ist Ihre Selbstwirksamkeitserwartung. Das bedeutet, dass Sie alltäglichen und neue Herausforderungen sowie Schwierigkeiten bewältigen können. Aber: Ein solcher Fragebogen ist eine Momentaufnahme und nur ein Teil eines Ganzen. Sollten die Punktzahlen niedriger ausfallen, kann dies eine wichtiger Hinweis sein, für sich konkrete

Überlegungen zu treffen. Ziel dieses Vorgehens ist es, dass Sie Vertrauen zu sich selbst erhalten, Ihre Selbstwirksamkeit erkennen und stärken. So, dass Sie zukünftig Ihre Probleme und Schwierigkeiten rechtzeitig erkennen und selbst Lösungen erarbeiten können.

## 2.1 Der Weg zu mehr Selbstwertgefühl

Maßnahmen zum Aufbau des Selbstwertgefühls können die Selbstwirksamkeitserwartung positiv beeinflussen. Dazu gehören Übungen wie z. B. seine eigenen Stärken und/oder eigene Erfolge aufzuschreiben und sich ihrer bewusst zu werden. Ebenfalls unterstützend wirkt es, Listen der bereits bewältigten Herausforderungen zu erstellen, denn so können Erfolge sichtbar dargestellt werden. In der Verknüpfung mit dem Bewusstwerden der eingesetzten Strategien können diese wieder stärkend wirken.

### 2.1.1 Entdecken Sie Ihre positiven Eigenschaften

**Übung**

**Finden Sie positive Eigenschaften**

Nehmen Sie bitte ein Blatt Papier und schreiben Sie die Buchstaben Ihres Vornamens untereinander. Überlegen Sie sich jetzt für jeden Buchstaben eine positive Eigenschaft, die Sie besitzen.

V = wie, vordergründig
O = wie, organisiert
R = wie, realistisch
N = wie, nett
A = wie, attraktiv
M = mutig
E = emotional

**Selbstanalyse**

- Welche Faktoren lösen bei Ihnen Unwohlsein, Stress aus?
- Was macht Ihnen Freude, was tut Ihnen gut?
- Was hält Sie davon ab, mehr davon zu tun?

Ziehen Sie aus Ihren Aussagen eine konkrete Konsequenz und setzen Sie diese um.

### 2.1.2 Legen Sie eine Schatzkiste an

Kennen Sie das? Sie sind im Urlaub, vielleicht in Paris, und wie es sich für einen »guten« Tourist gehört, kaufen Sie sich einen kleinen Eiffelturm als Andenken. Zuhause angekommen besitzen Sie nun einen kleinen Eiffelturm, sehr schön. Aber wohin damit? Irgendwo in einer Schublade verschwinden lassen – zu schade.

Machen Sie sich eine Schatzkiste, dort legen Sie solche Erinnerungen in Form von Souvenirs und/oder Fotos, Urkunden und vieles mehr ab. Jedes Mal, wenn Sie sich mit Ihren schönen Erinnerungen und Erfolgen auftanken möchten, schauen Sie einfach in Ihre Schatzkiste.

## 2.2 Eine kleine Anleitung fürs Selbstcoaching

Ratgeber zum Selbstcoaching füllen die Bücherregale. Wie bereits am Anfang des Buches erwähnt, macht ein Kochbuch im Bücherregal aber auch nicht satt. Was möchten Sie für sich selbst erreichen? Was soll sich ändern? Wenn Sie alles so beibehalten wie bisher, wird es so bleiben. Also nehmen Sie Ihre Ziele in den Blick und fangen Sie an. Die meisten Menschen verlassen Ihre Komfortzone nur bei starken Zielen/Versionen oder Krisen/Leid. Lassen Sie es erst gar nicht zu Krisen oder Leid kommen.

Kennen Sie noch die Wippen auf den Spielplätzen? Wenn wir als Kind gewippt haben, gab es immer mal wieder ein anderes Kind, das schwerer war als wir selbst. Unsere Beinchen baumelten in der Luft und wir bettelten darum, runtergelassen zu werden. Gleichzeitig haben wir uns geschworen, beim nächsten Mal wippen wir mit einem schwächeren Kind. So saßen wir beim nächsten Mal unten und ein anderes Kind wollte runter. Die nächste Variante war die, dass wir mit einem gleich schweren Kind die Balance halten wollten, sodass die Wippe waagerecht blieb, ohne dass unsere Füße den Boden berührten.

Alle drei Varianten waren temporär mal nett, aber das wirkliche Wippen bedeutet ein Rauf, ein Runter, ein Rauf, ein Runter. Also, in Bewegung zu bleiben – und so ist das Leben. Es kommt immer wieder zu Varianten, mal in die eine und mal in die andere Richtung, aber sie sollten nur temporär sein und nicht auf Dauer bleiben. Auf Dauer sollte es im Leben, wie beim Wippen, ein normales Auf und Ab geben, in Bewegung bleiben und Spaß machen.

### 2.2.1 Schaffen und verstärken Sie Ihre Körperanker

Die sog. Körperanker sind ein Begriff, der aus dem Neurolinguistischen Programmieren (NLP) stammt. Der Mathematiker Richard Bandler und der Linguist John Grinder entwickelten, durch Beobachtung von sehr erfolgreichen Therapeuten wie Milton Erickson, Virgina Satir und Fritz Perls, die Methode des NLP. Das NLP unterstützt Menschen darin, ihre inneren neurolinguistischen Prozesse zu erkennen, zu verstehen und für sich sinnvoll zu nutzen.

**Info**

**Neurolinguistisches Programmieren – NLP**

Das **N** steht für Neuro
das **L** für linguistisches
das **P** für Programmieren

Über die Sinneskanäle (visuell – sehen), auditiv (hören), kinästhetisch (taktil – greifen, fühlen), olfaktorisch (riechen), gustatorisch (schmecken) sowie vestibulär (Gleichgewichtssinn) nehmen wir uns selbst und unsere Umgebung wahr. Diese Wahrnehmungen werden im Gehirn, neurologisch gespeichert und stehen uns über die Sprache und in Form von inneren Bildern zur Verfügung. Es entstehen kognitive Strategien. Diese Strategien sind programmiert und können sehr sinnvoll und zweckmäßig sein, oder aber dysfunktional und blockierend für Veränderungsprozesse.

**Übung**

### Ein Körperanker

Wählen Sie eine Stelle des Körpers aus, die Sie ohne Probleme (für andere nicht sichtbar) jederzeit berühren können. Nutzen Sie jedoch keine Alltagsgeste. (Falls Sie sich immer mal wieder an ein Ohrläppchen fassen, ist dies eine Alltagsgeste. Sie könnten stattdessen z. B. die Fingerkuppen zusammenfügen, also etwa mit dem Zeigefinger den kleinen Finger berühren.)
Stellen Sie sich nun eine schöne, positive Situation aus Ihrem Leben vor, in der Sie z. B. erfolgreich waren. Suchen Sie sich eine Situation aus und stellen Sie sich diese bitte mit all Ihren Sinnen vor. Erleben Sie die Situation – jetzt. Nehmen Sie dieselbe Körperhaltung von damals ein und/oder führen Sie die Bewegung aus. Schauen Sie sich in der wiedererlebten Umgebung um: Was sehen Sie? Was hören Sie? Gibt es einen typischen Geruch oder Geschmack? Erfassen Sie die erfolgreiche Situation mit all Ihren Sinnen – erleben Sie sie im Inneren noch einmal.
Wenn Sie diesen Moment fühlen, führen Sie den Körperanker aus, berühren Sie also z. B. mit dem Zeigefinger den kleinen Finger.
Kommen Sie dann mit Ihrer kompletten Aufmerksamkeit wieder ins Hier und Jetzt. Fertig ist der Körperanker!

Wenn Sie zukünftig das Gefühl der erfolgreichen Situation abrufen möchten, führen Sie den Körperanker aus. Wenn Sie zukünftig in weitere erfolgreiche Situationen kommen, füllen Sie Ihren Anker – auf dieselbe Art und Weise – weiter auf. So können Sie sich für viele verschiedene angenehme Gefühle Anker einrichten.

### 2.2.2 Machen Sie aus Ihren Träumen konkrete Ziele

Haben Sie Träume? Wünsche? Ziele? Was ist der Unterschied? Träume sind wichtig, jedoch erst, wenn aus Träume Wünsche werden und aus Wünschen Ziele, werden sie erreichbar. Vielleicht träumen Sie schon lange davon, eine Safari in Afrika zu erleben. Sie sehnen sich nach der wunderschönen Landschaft, den prachtvollen, majestätischen Tieren und vielem mehr. Jetzt wünschen Sie sich immer stärker, diese Reise wirklich zu unternehmen. Sie legen sich eine Spardose zu, doch jedes Mal, wenn etwas anderes nötig wird, entnehmen Sie wieder Geld der Spardose. Erst wenn Sie aus Ihren Träumen ein konkretes Ziel formuliert haben, werden Sie die Safari in Afrika durchführen. Erst dann wissen Sie genau, wann Sie fliegen, wie viel Zeit Sie brauchen und was noch alles zu planen ist.

Ziele sollten bestimmte Kriterien erfüllen:
- Sie sollten positiv formuliert sein: Afrika ist für mich ein traumhaft schönes Land
- Sie sollten selbst erreichbar sein: Ich spare jeden Monat 100,00 €
- Sie sollten in einer konkreten Zeit erreichbar sein: Ich werde im Juni 2023 buchen.
- Sie sollten konkret formuliert sein: Im Februar 2024 fliege ich nach Afrika.
- Sie sollten eine eindeutige Zielerkennung aufweisen: Mein Traum ist erfüllt, ich habe Afrika bereist.

### 2.2.3 Gehen Sie konstruktiv mit Kritik um

Viele Menschen fühlen sich bei Kritik angegriffen. Teilweise liegt es daran, dass die Kritik leider so formuliert ist, dass der Angesprochene sich in seiner Identität angegriffen fühlt und nicht (mehr) auf der sachlichen Ebene reagieren kann. Es werden unangenehme Gefühle aktiviert und eine nützliche Seite der Kritik kann nicht mehr erkannt werden.

Formulieren Sie das Wort »Kritik« für sich um und verwenden Sie und/oder übersetzen Sie es stattdessen in »Feedback«. Sehen Sie die positive Seite dieser Rückmeldung, denn aus einem Feedback kann Veränderung entstehen. Sie haben dadurch die Chance, etwas zu verändern.

**»Das Wort ›Kritik‹ nutze ich nicht mehr«**
Ein 28-jähriger Wohnebereichleiter hatte auch so seine Probleme damit, kritisiert zu werden: *»Ich war immer richtig sauer, wenn ich von meiner Pflegedienstleitung hörte, was mal wieder nicht richtig gelaufen ist. Es ging so weit, dass ich merkte, wie mein Puls anstieg, wenn ich sie nur gesehen habe. Sie brauchte gar nichts sagen – ich war einfach aufgeregt, sobald sie erschien. Irgendwann ›knallte‹ es und ich explodierte. Wir führten dann ein offenes, klärendes Gespräch, denn ich war kurz davor, zu kündigen. Gut, dass sie damals schon eine erfahrene Leitung war! Mir wurde in unserem Gespräch klar, dass ich mich durch ihre ›Kritik‹ in meiner ganzen Persönlichkeit angegriffen fühlte. Ich hatte das Gefühl, dass sie mich für zu jung und unfähig hielt. Diese Geister, die ich in Gedanken rief, wurden natürlich durch meine Wahrnehmung bestätigt. Es stimmt zwar nicht, aber das konnte ich nicht mehr sehen. Durch das Gespräch zeigte sich, dass meine Leitung mich stärken wollte. Durch ihre Hinweise wollte sie mir die Chance geben zu lernen, zu reifen und durch die Korrektur meinen Erfahrungsschatz zu füllen. Ich habe damals viel gelernt, für mich und für meine eigenen Mitarbeiter. Das Wort ›Kritik‹ benutze ich allerdings nicht mehr, nur noch Feedback.«*

## 2.3 Selbstwirksamkeitserwartung und Pflege

»Ich habe mich so auf meinen freien Tag gefreut. Und nun wird es wieder nichts, meine Kollegin ist ausgefallen und ich muss einspringen. Bewohnerin XY ist gefallen und jetzt kommt der Arzt zur Visite, wie soll ich das nur wieder schaffen?« So oder in ähnlicher Weise finden Gedanken oder Aussprachen in der täglichen Praxis statt. Herausforderungen scheinen oft unüberwindbar. Wenn Sie jedoch bereits die Erfahrung gemacht haben, dass belastende Situationen erfolgreich bewältigt werden können, können Sie diesen Herausforderungen möglicherweise anders begegnen.

**Info**

Jerusalem stellt dar, dass positive Erwartungshaltungen und ein positives Selbstkonzept den Prozess der Stressverarbeitung durch bewertende, emotionale, physiologische und behaviorale Reaktionen verändern können. Es werden dabei die folgenden Annahmen postuliert: *»Positive Erwartungshaltungen wirken einer pessimistischen, resignativen Einschätzung anforderungsreicher Situationen entgegen.«**

* Jerusalem 2002, S. 30

Wie bereits beschrieben stellt die pflegerische Arbeit eine sehr hohe physische und psychische Belastung dar. Besteht bei dieser Beanspruchung ein Mangel an Selbstwirksamkeitserwartung bezogen auf die eigenen Tätigkeiten, kann sich dieser nicht nur auf das Verhalten, sondern auch auf die Gesundheit der in der Pflege Tätigen auswirken.[42] Jerusalem führt auf, wie sich bei Misserfolgen ein Mangel an Selbstwirksamkeitserwartung zeigt. Bei schlechten Leistungen zeigten Probanden reduzierte Selbstregulations- und Motivationsprozesse.[43] Entscheidend für diese Wahrnehmung ist, wie Pflegende ihre Aufgaben selbst bewerten und wie sie von anderen bewertet werden. Mitarbeiter*innen erleben in der stationären Pflege wiederkehrend das Gefühl, ihre Aufgaben nicht ausreichend erfüllen zu können. Gleichzeitig fehlt es gesamtgesellschaftlich an einer Anerkennung des Berufstandes.

---

[42] Vgl. Ehresmann C (2015): Burnout bei Pflegekräften in der medizinischen Rehabilitation: Spezifische Ansatzpunkte für das Betriebliche Gesundheitsmanagement. In: Badura B et al. (2015): Fehlzeiten Report 2015, Springer, Heidelberg, 71–84.

[43] Vgl. Karim 2016

## 2.4 Selbstwirksamkeitserwartung im Sozialen Dienst/in der Betreuung

Die Selbstwirksamkeitserwartung trifft, wie oben geschrieben, ebenfalls für die Mitarbeiter*innen des Sozialen Dienstes und der Betreuung zu. In diesem Beschäftigungsbereich Tätige erfahren oft nicht nur in der Außenbewertung, sondern auch teilweise von Kolleg*innen anderer Berufsgruppen eine negative Bewertung ihrer Aufgaben. Das Feld der Beschäftigung wird darauf reduziert, dass Tätige dort »nur mit den Bewohner*innen spielen«. Auf der anderen Seite erfahren Mitarbeiter*innen des Sozialen Dienst und der Betreuung auch Zuspruch, oftmals seitens der Bewohner*innen, da sie eine wichtige Weiche im Alltagsleben darstellen.

**»Das Lächeln der Bewohner gibt mir Kraft«**
Eine 56-jährige Beschäftigungsassistentin berichtete mir kürzlich: *»Es ist oft hart. Ich erlebe so viel Leid, die Menschen sind alt, haben vieles geleistet und jetzt haben sie gar nichts mehr. Ich mache meinen Beruf gerne und möchte den alten Menschen schöne Stunden bescheren, auch wenn ich oft das Gefühl habe, nicht anerkannt zu werden. Sätze wie ›Du spielst ja nur und bekommst dafür auch noch Geld‹ sind schon sehr verletzend. Ebenso, wenn mir bei einem Bewohner etwas auffällt, ich Rückmeldung gebe und es dann oft von den Pflegekräften heißt: ›Das ist nicht deine Aufgabe!‹ Schade, weil wir doch eigentlich ein Team sein sollten. Aber wenn die Bewohner sich freuen, dass ich und meine Kolleginnen da sind, das ist schön. Wir sorgen dafür, dass unsere Bewohner passende Angebote bekommen und unterstützen sie dabei, ihren Alltag zu gestalten. Das Lächeln in den Augen der Bewohner gibt mir die Kraft und Freude für meinen Beruf.«*

# 3 Stress, Arbeitsbezogenheit und Arbeitssucht

Das folgende Zitat dokumentiert explizit das Erleben von Stress im Bereich der Pflege und Betreuung: »*Ich bin ein geduldiger Mensch. Und doch musste auch ich meine Grenzen kennenlernen. Ich war, nachdem ich wieder meine Arbeitsstelle gewechselt hatte, die einzige Fachkraft im Nachtdienst, für 90 Bewohner verantwortlich. Außerdem trug ich noch die Verantwortung für andere Stationen, da dort nur Pflegehelfer eingesetzt waren. Das heißt Rennpflege, jeder Handgriff muss sitzen. Es durfte in diesen Nächten nichts dazwischenkommen: kein Sturz, kein Bewohner, der Anzeichen einer Hypoglykämie (Unterzuckerung) aufwies, kein anderer Notfall und auch kein Sterbender.*«[44] Wie wirkt Stress? Welche Konzepte versuchen, Stress zu erklären?

## 3.1 Arbeitsbedingter Stress

*Ach, was sind wir dumme Leute –*
*wir genießen nie das Heute.*
*Unser ganzes Menschenleben*
*ist ein Hasten, ist ein Streben,*
*Ist ein Bangen, ist ein Sorgen –*
*Heute denkt man schon an morgen,*
*Morgen an die spät're Zeit –*
*Und kein Mensch genießt das Heut' -.*
*Auf des Lebens Stufenleiter*
*Eilt man weiter, immer weiter*

*Nutz den Frühling deines Lebens,*
*Leb den Sommer nicht vergebens*
*Denn gar bald stehest du im Herbste*
*Bis der Winter naht, dann sterbste*
*Und die Welt geht trotzdem heiter*
*Immer weiter, immer weiter*

Otto Reutter (1870–1931)

[44] Wittg & Ohlerth 2019, S. 44

Der Begriff »Stress« wird heutzutage inflationär benutzt. Der Tag, der stressig war, das Einkaufen, das »Mega-Stress« bedeutet und auf die Frage, wie es einem geht, kommt sofort die Antwort: »Ich bin so gestresst.« In einem Arbeitsverhältnis wird Stress oft synonym mit Belastungen gebraucht.

**Definition** **Arbeitsbedingter Stress**

Unter arbeitsbedingtem Stress wird die »emotionale und psychophysiologische Reaktion auf ungünstige und schädliche Aspekte der Arbeit, des Arbeitsumfeldes und der Arbeitsorganisation«* verstanden.

* Vgl. Karim 2017

## 3.2 Kurzer Ausflug in die Stressforschung

Die Stressforschung geht auf den ungarisch-kanadischen Arzt und Stressforscher Hans Selye zurück. Er definierte Stress bereits in den 1930er Jahren als unspezifische Reaktion des Körpers auf jegliche Art der Anforderung, die auf ihn wirkt. Stress wird in dieser Sichtweise also als Beanspruchung verstanden, die nicht grundsätzlich schädlich ist, sondern Überleben sichern kann. Wird eine Situation als gefährlich oder bedrohlich bewertet, kommt eine physiologische sowie psychologische Stresssituation in Gang, die Menschen, vor allem in früheren Zeiten, häufig das Leben retten konnte.[45]

Physiologisch passiert bei Stress Folgendes: Puls und Blutdruck erhöhen sich, die Muskeln werden besser durchblutet und angespannt. Adrenalin und Noradrenalin werden aus dem Nebennierenmark ausgeschüttet und Zucker sowie Fettsäuren werden dem Körper als Energielieferanten im Blut zur Verfügung gestellt.[46] Durch diese freigesetzten Energien stehen dem Menschen bestimmte Energieressourcen zur Verfügung, sodass er in der Lage ist, sehr schnell zu fliehen oder anzugreifen. Diese Stressreaktion wird

[45] Vgl. Reif J, Spiel E et al. (2018): Effektiver Umgang mit Stress: Gesundheitsmanagement im Beruf. Springer, Berlin.
[46] Vgl. Karim 2015

auch Kampf-oder-Flucht-Reaktion genannt. In früheren Jahrhunderten wurden die bereitgestellten Energien tatsächlich durch Flucht- oder Angriffsreaktionen direkt verbraucht.



Heute sind wir Menschen in unserem Alltag eher selten direkt körperlich bedroht oder zur Flucht gezwungen, weshalb diese Energien in der Regel nicht mehr verbraucht werden. Das hat zur Folge, dass Menschen, die sich sehr oft in diesem Sympathikus-Modus befinden, zusätzlich zu ihren weiteren Einflussfaktoren eine physiologische Steigerung ihres »Frustrations- und Aggressions«-Levels erleben, wodurch sich Spannungszustände weiter erhöhen oder ausdehnen. Ein dauerhafter Spannungszustand über einen längeren Zeitraum wird als chronischer Stress definiert.

Chronischer Stress zieht weitere, potenziell gesundheitsgefährdende Prozesse nach sich, so wird beispielsweise aus der Nebennierenrinde Cortisol ausgeschüttet. Cortisol unterdrückt das Immunsystem und greift im Gehirn, explizit im Hippocampus, die Neuronen an. Der Hippocampus ist dafür zuständig, Informationen vom Kurzzeit- ins Langzeitgedächtnis zu leiten. Daher können von chronischem Stress Betroffene auch Gedächtnis- und Konzentrationsdefizite aufweisen, was die Symptomatik des Stresses verstärken kann.[47]

**Info**

Um Stress zu bewältigen, werden Ressourcen gebraucht. Kommt es zu einem Ungleichgewicht, weil diese Ressourcen mehr verbraucht als aufgebaut werden, resultiert dies häufig in einer Belastung. Sind jedoch ausreichende Bewältigungsmöglichkeiten vorhanden, kann eine Entwicklung in Richtung Erholung und Regeneration stattfinden. An dieser Stelle können Präventionsmaßnahmen in Sachen Stress durch den Arbeitgeber ansetzen.

[47] Ebd.

Selye beschrieb in seinem Modell ausschließlich körperliche Symptome. Lazarus stellte aber fest, dass die Stressreaktion auch mit der subjektiven Bewertung einer Situation zusammenhängt.[48] So kann eine Pflegefachkraft beispielsweise die Aufgabe als Schichtleitung als stressauslösend erleben, während eine andere Pflegefachkraft dieselbe Schichtleitung als Herausforderung betrachtet und eine weitere Pflegefachkraft sogar die Möglichkeit wahrnimmt, ihr Wissen und Können unter Beweis zu stellen.

Das transaktionale Stressmodell von Lazarus wurde Jahre nach Selye, 1984, veröffentlicht. Das Modell von Lazarus (▶ Abb. 6) zeigt, dass Stress das Resultat einer Interaktion oder Transaktion zwischen der Situation und den nachfolgenden Bewertungen der Situation durch die Person ist.[49] *»Die Entstehung von Stress in Form übermäßig intensiver und lang dauernder Stressemotionen (Angst, Ärger, Depressivität) ist danach weder allein durch situative bzw. ›Umwelt‹-Faktoren verursacht noch allein auf Seiten einer Person verortet. Person und Umwelt stehen vielmehr in einer Beziehung der wechselseitigen Beeinflussung (Transaktion), bei der sich die Situation und eine denkende, fühlende und handelnde Person gegenseitig beeinflussen und verändern.«*[50]

Ein weiteres Stressmodell stellte Hobfoll in den 1980er Jahren zur Verfügung. Er geht in seiner Theorie davon aus, dass Menschen eigene Ressourcen schützen wollen und neue Ressourcen aufbauen möchten. Dazu gehören persönliche Eigenschaften und Lebensbedingungen. Kommt es zu Verlusten der eigenen Ressourcen, ist dies für einen Menschen ein Stressor, der dann wiederum seine Copingstrategien für weitere Herausforderungen reduziert.[51]

---

[48] Vgl. Greif S (2017): Handbuch Schlüsselkonzepte im Coaching. Springer, Heidelberg.

[49] Ebd.

[50] Vgl. Franken U (2020): Achtsamer Umgang mit Emotionen – ein Vorschlag zur breitenwirksamen Förderung von Gesundheit. https://www.dachverband-salutogenese.de/cms/fileadmin/user_upload/Mensch42/06_DER_MENSCH_42_Franken_Achtsamer-Umgang-mit-Emotionen.pdf

[51] Vgl. Richter P (2011): Arbeit und Gesundheit – Risiken, Ressourcen und Gestaltung. In: Bamberg E, Duckl A et al. (2011): Gesundheitsförderung und Gesundheitsmanagement in der Arbeitswelt. Hogrefe, Göttingen, 25–59.

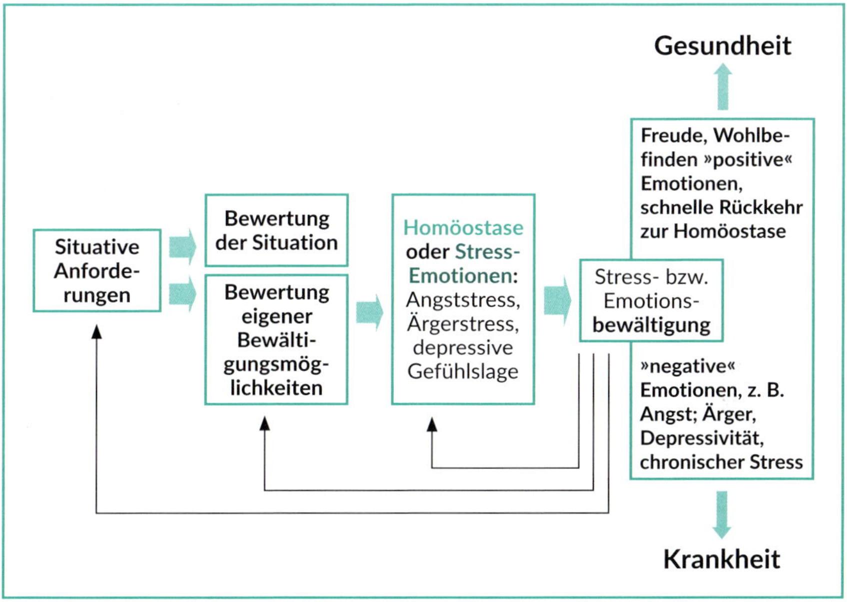


Abb. 6: Transaktionales Stressmodell von Lazarus, auf Emotionen fokussiert und salutogenetisch ergänzt (in Anlehnung an Franken 2020).

Wie beschrieben nimmt die tägliche Arbeit mit den zunehmenden Belastungen eine zentrale Rolle im Leben eines Arbeitnehmers ein. Nerdinger beschreibt Belastungen als objektive Faktoren und Größen, die von außen auf den Menschen einwirken. Er unterscheidet dabei physische und psychische Belastungen, insofern greifen die oben genannten Definitionen zu den körperlichen Reaktionen und deren psychischen Übersetzung auch hier. Psychische Belastungen beziehen sich lt. Nerdinger auf die Gesamtheit der erfassbaren Einflüsse, die von außen auf den Menschen zukommen und auf ihn einwirken.[52] Das können die beschriebenen Belastungen sein ebenso wie, unzureichende Arbeitsplatzbedingungen oder das Führungsverhalten eines Vorgesetzten.

[52] Vgl. Nerdinger FW, Blickle G et al. (2018): Arbeits- und Organisationspsychologie. Springer, Berlin.

## 3.3 Belastungsfaktoren als Ursachen von Stress

Unter Arbeitsanforderungen, die zu Stress führen können, fallen nach Dietrich insbesondere Zeitdruck und komplexe Arbeitsinhalte. Gerade Arbeitsbedingungen, die kaum Entscheidungsmöglichkeiten bieten, gleichzeitig jedoch durch hohe Anforderungen wie Zeitdruck und sich widersprechende Arbeitsaufgaben aufweisen, sind mit vermehrtem Stresserleben verbunden.[53]

**Tab. 3: Die sechs Belastungsfaktoren in der Arbeitswelt (in Anlehnung an Richter 2000)**

| | |
|---|---|
| 1. Belastungen aus der Arbeitsaufgabe | • Zu hohe qualitative und quantitative Anforderungen<br>• Unvollständige Aufgaben<br>• Zeit- und Termindruck<br>• Informationsüberlastung<br>• Unklare Aufgabenübertragung, widersprüchliche Anweisungen<br>• Unerwartete Unterbrechungen und Störungen |
| 2. Belastungen aus der Arbeitsrolle | • Verantwortung<br>• Konkurrenzverhalten unter den Mitarbeitern (Mobbing)<br>• Fehlende Unterstützung und Hilfeleistung<br>• Enttäuschung, fehlende Anerkennung (Gratifikationskrisen)<br>• Konflikte mit Vorgesetzten und Mitarbeitern |
| 3. Belastungen aus der materiellen Umgebung | Umgebungseinflüsse: Lärm, mechanische Schwingungen, Kälte, Hitze, toxische Stoffe |
| 4. Belastungen aus der sozialen Umgebung | • Betriebsklima<br>• Wechsel der Umgebung, der Mitarbeiter und des Aufgabenfeldes<br>• Strukturelle Veränderungen im Unternehmen<br>• Informationsmangel |
| 5. Belastungen aus dem »behavior setting« | • Isolation<br>• Dichte, Zusammengedrängtheit |
| 6. Belastungen aus dem Personsystem | • Angst vor Aufgaben, Misserfolg, Tadel und Sanktionen<br>• Ineffiziente Handlungsstile<br>• Fehlende Eignung, mangelnde Berufserfahrung<br>• Familiäre Konflikte |

[53] Vgl. Dietrich 2017

Solche Arbeitsbedingungen finden sich in der Pflege und Betreuung häufig. In der folgenden Tabelle werden die von Richter und Hacker beschriebenen sechs Belastungsfaktoren in der Arbeitswelt dargestellt.[54]

Diese Belastungen (▶ Tab. 3) können sich überlappen und in ihrer Intensität schwanken. Viele weitere Aussagen zur Entstehung von Belastungsfaktoren von Arbeitnehmern werden beschrieben. Dazu gehören z. B. schwere körperliche Belastungen durch Heben oder fehlende Arbeitsgeräte, Gefährdungen durch den Umgang mit Gefahr- oder Biostoffen oder Belastungen durch soziale Beziehungen.[55] Ebenso existieren Unterschiede in den Arbeitsbereichen. Dazu gehören verschiedene Dienste im Gesundheitssektor, die besonders exponiert sind, z. B. durch Bereitschaftsdienst und Schichtarbeiten. Die Intensität des Stresserlebens wird durch die Dauer der Belastungen beeinflusst, über die persönliche Kondition und die individuelle Einstellung. Der Umgang mit diesen Einflussfaktoren stellt die Weichen in Richtung Stabilität oder Entwicklung von stressbedingten Erkrankungen.

**Info**

Zufriedenstellende Arbeitsbedingungen charakterisieren sich durch umfassende soziale und berufliche Entwicklungs- und Entfaltungsmöglichkeiten (Ressourcen), geringe negative Belastungen, ein angemessenes Einkommen sowie Zukunftsperspektiven. Rohmert hat bereits 1972 vier Ebenen zur Bewertung von Arbeit vorgeschlagen:

1. Ausführlichkeit,
2. Erträglichkeit,
3. Zumutbarkeit und
4. Zufriedenheit*

* Vgl. Metz 2011

[54] Vgl. Richter G (2000): Psychische Belastung und Beanspruchung: Streß, psychische Ermüdung, Monotonie, psychische Sättigung. Wirtschaftsverlag, Dortmund/Berlin.

[55] Vgl. Sammer U (2009): Entspannung erfolgreich vermitteln. Klett-Cotta, Bonn.

Bruggemann[56] versteht Arbeitszufriedenheit bzw. -unzufriedenheit als Resultat eines individuellen Vergleichs zwischen den eigenen Bedürfnissen und den eigenen Erwartungen an die Arbeit einerseits und der realen Arbeitssituation andererseits. Im Vergleich dazu bezieht sich Arbeitsbezogenheit auf das individuelle Identifizieren mit der zu leistenden Arbeit, wobei die Übergänge zum sog. »Workaholic« (Arbeitssüchtigen) fließend sein können. Oates definiert diejenigen Menschen als arbeitssüchtig, die einen unaufhörlichen Zwang verspüren, arbeiten zu müssen. Die Diagnose einer Arbeitssucht braucht dabei drei Kriterien:

1. Kontrollverlust,
2. Dosissteigerung und
3. Entzugserscheinungen[57]

Das Fortschreiten der Erkrankung kann im extremen Fall bis hin zur Selbstzerstörung gehen[58] auch das soziale Umfeld betreffen.

---

[56] Vgl. Bruggemann A (1975): Arbeitszufriedenheit. Schriften zur Arbeitspsychologie. Huber, Bern.

[57] Vgl. Oates WE (1971): Confessions of a workaholic. World Pub. G., Nashville.

[58] Vgl. Mentzel G (1979): Über die Arbeitssucht. Zeitschrift für psychosomatische Medizin und Psychoanalyse, 115–127.

# 4 Unverzichtbar: die gute Prävention

Präventive Ansätze können Belastungen reduzieren und somit Krankheiten verhindern. Faltmaier bestätigt, dass *Prävention in ihrer Notwendigkeit heute kaum noch bestritten werden kann. In der Praxis und in den Strukturen des Gesundheitswesens hat sie jedoch wenig Resonanz erfahren.**

* Vgl. Faltenmaier 2017

Eine systematische Gesundheitsförderung der Mitarbeiter*innen einer Einrichtung verbindet personale und organisatorische Interventionen zu ihrer Stärkung, damit sie mit Stress und Belastungen besser umgehen lernen. Letztendlich geht es um die Frage, an welcher Stelle konkrete Maßnahmen ansetzen sollen. Direkt am Mitarbeitenden, zur Unterstützung einer Verhaltensänderung? Bei den Rahmenbedingungen, die verändert werden müssen? Oder sollten bzw. müssen beide Interventionsmöglichkeiten genutzt werden? Letztendlich geht es im Allgemeinen um die Erhaltung und Förderung von Gesundheit, jedoch auch von Lebensqualität und Zufriedenheit.

**Info**

Die Ottawa-Charta formuliert zur Förderung von Gesundheit fünf Handlungsebenen:

1. *»Entwicklung einer gesundheitsförderlichen Gesamtpolitik*
2. *Schaffung gesundheitsförderlicher Lebenswelten, vor allem einer natürlichen Umwelt, ökologischer Ressourcen und gesunder Lebens-, Arbeits- und Freizeitbedingungen*
3. *Unterstützung gesundheitsbezogener Gemeinschaftsaktionen*
4. *Entwicklung persönlicher Kompetenzen*
5. *Neuorientierung der Gesundheitsdienste«**

* Faltenmaier 2017, S. 346

Prävention und Gesundheitsförderung sind voneinander abzugrenzen: Der **Präventionsansatz** möchte Krankheitsrisiken vermeiden oder abbauen, während die **Gesundheitsförderung** zum Ziel hat, gesundheitliche Ressourcen und Lebensweisen zu stärken oder abzubauen. Präventionen lassen sich in zwei Domänen gliedern.

1. Die **Verhaltensprävention** dient dazu, Menschen dabei zu unterstützen, mit ihrem Verhalten stärkende Fähigkeiten und Ressourcen zu entwickeln und umzusetzen.
2. Die **Verhältnisprävention** sorgt für unterstützende Rahmenbedingungen.

## 4.1 Die Verhältnisprävention

*»Durch Maßnahmen der Verhältnisprävention sollen physische und psychosoziale Arbeitsbelastungen reduziert und gesundheitsbeeinträchtigende betriebliche Verhältnisse geändert werden, um aufseiten der Beschäftigten eine höhere Arbeitsmotivation und Arbeitszufriedenheit zu erreichen. Im Allgemeinen kann man dabei zwischen Maßnahmen unterscheiden, die an der Verbesserung*

*der Arbeitsumgebung (Arbeitsplatz) oder der Arbeitsaufgabe ansetzen.«*[59] Eine Pflegeeinrichtung kann beispielsweise versuchen, konkrete Pausenzeiten einzurichten, sodass die Mitarbeiter*innen die Möglichkeit bekommen, ihre Pausen einzuhalten (▸ Kap. 6.3).



Die präventiven Maßnahmen beziehen sich auf alle Rahmenbedingungen einer Einrichtung, dazu gehören ebenso die räumlichen Ausstattungen, die eingesetzten Mittel sowie die Umgangsformen.

Die Berufsgruppe der Pflege, des Sozialen Dienstes und der Betreuungskräfte in der stationären Langzeitpflege sind zunehmenden Belastungen ausgesetzt. Im Pflegesektor kommen der Mangel an Pflegekräften auf der einen Seite und die zunehmende Zahl an pflegebedürftige Menschen auf der anderen Seite als erschwerende Faktoren hinzu. Die Pflegeeinrichtungen haben sich in ihren Konzepten in den letzten Jahren verändert. Aufgabe der heutigen Pflegeeinrichtungen ist es, den Bewohner*innen einen individuellen, auf ihre Bedürfnisse ausgerichteten Wohn- und Lebensraum zu gestalten. Die zu erbringende Qualität wird über Gremien wie etwa den MD geprüft. Somit besteht eine zunehmende Anforderung an qualifizierter Arbeit. Zusätzlich zu den bereits bestehenden Belastungen kommt das zunehmende Fehlen an ausgebildetem Personal erschwerend hinzu. Immer mehr Arbeit und Anforderungen verdichten sich auf immer weniger in der Pflege und Betreuung Tätige.

Die Berufsgruppe Pflege wird in Pflegefachkräfte und Pflegekräfte unterschieden. Diese Unterscheidung ist zur Erfassung der Pflegefachquote in den Einrichtungen entsprechend definiert. Im Sozialen Dienst sind die Berufsgruppen heterogener und multidisziplinär. Unterstützend zur Durchführung »zusätzlicher« Betreuungsleistungen sind Beschäftigungskräfte tätig. Die Auswirkungen sowie der Umgang mit Belastungsfaktoren in

[59] Vgl. Hegar U (2015): Präventions- und Interventionsmethoden II. SRH, Riedlingen, S. 62.

Pflege und Betreuung kann anhand von drei gesundheitspsychologisch relevanten Einflussgrößen abgebildet werden:

1. Die **Selbstwirksamkeitserwartung** wird als eine Gewissheit definiert, neue und schwierige Anforderungen zu meistern. Erfahrungen, die Menschen in ihrem Berufsleben gemacht haben, erhaltende Zusprüche und eigene körperliche Beobachtungen, wirken auf deren Haltung und Handlung.
2. **Stress** wird wissenschaftlich aus verschiedenen Perspektiven betrachtet, dazu gehören die körperbezogene Perspektive von Selye und das transaktionale Stressmodell von Lazarus. Lazarus geht in seiner Theorie von einer Stressreaktion durch eine subjektive Bewertung von Situationen aus.
3. Einen weiteren Einfluss auf das Erleben der täglichen Arbeit wird durch die subjektive **Arbeitsbezogenheit** beschrieben. Die Verhaltens- und Verhältnisprävention stellen Möglichkeiten zu positiven Veränderungen im eigenen Verhalten oder in der Umgebung dar.

## 4.2 Verhaltensprävention

Verhaltenspräventionen sind personenbezogene Interventionen und dienen dem Aufbau und der Entwicklung personeller Ressourcen.

Ein Rahmenmodell zum Gesundheitsverhalten und ein abgestimmtes Handeln stellt das von Schwarzer entwickelte Modell HAPA zur Verfügung – »Health Action Process Approach«[60]: *»Ziel der Verhaltensprävention ist es, dass der einzelne Mitarbeiter sein Verhalten in eine ›gesunde‹ Richtung entwickelt.«*[61] HAPA setzt direkt am Verhalten des Mitarbeitenden an, z. B. ein Entspannungsverfahren, um Stressabbau zu lernen.

[60] Vgl. Metz AM (2011): Intervention. In: Bamberg E, Duckl A et al. (2011): Gesundheitsförderung und Gesundheitsmanagement in der Arbeitswelt. Hogrefe, Göttingen, 185–219.

[61] Vgl. Kastner M, Otte R (2011): Empirische Ergebnisse und Zukunftsaspekte im betrieblichen Gesundheitsmanagement. Pabst Science Publishers, Lengerich.

Unter Verhaltensprävention werden personenbezogene Maßnahmen aufgefasst. Ziele von Maßnahmen zur Verhaltensprävention sind, die persönlichen Ressourcen, Stärken und Potenziale der in den Berufsgruppen Tätigen zur Bewältigung von Stresssituationen zu erweitern. Wichtig ist dabei, dass vorausgehend die Auslöser von Stress und sowie das daraus abgeleitete Verhalten wahrgenommen und berücksichtigt werden. Ansonsten besteht die Gefahr, dass dieses Verhalten beibehalten wird. Die Interventionen bedürfen einer regelmäßigen Anwendung, sich eine erfolgreiche Verhaltensänderung einstellt und das neue Verhalten zur Routine wird.[62]

Im Folgenden werden verschiedene Interventionsmaßnahmen der Verhaltensprävention beschrieben. Eine wichtige Voraussetzung für den Erfolg dieser Maßnahmen ist die Bereitschaft jedes Einzelnen, Veränderungsprozesse zuzulassen und aktiv daran mitzuwirken. So bedeutet dies auch, Verantwortung für sein eigenes Handeln oder Nicht-Handeln zu übernehmen.

Zur Verhaltensänderung kann es hilfreich sein, Unterstützung von Dritten zu erfahren. Diese Rolle können Kolleg*innen oder Vorgesetzte übernehmen, aber auch speziell ausgebildete Coaches, die mit praxiserprobten Methoden Verhaltensänderungen unterstützen. Die Maßnahmen sollten den individuellen Auslösern angepasst sein und nicht einfach generalisiert angewendet werden. Das bedeutet, dass jeder Mensch seine ganz persönlichen Maßnahmen ausprobieren sollte, um sie dann regelmäßig anwenden.

[62] Vgl. Greif 2017

# 5 Die Verhaltensprävention

## 5.1 Checken Sie Ihr Risikoverhalten

Gefahr erkannt – Gefahr gebannt! Dass anhaltender Stress der Gesundheit schadet ist bekannt und wurde ausführlich beschrieben. Es gibt jedoch weitere gesundheitsschädigende Verhaltensweisen, die im Folgenden beschrieben werden.

Bereits 2014 stellte der Pflegewissenschaftler Jürgen Osterbrink fest, dass Pflegekräfte in Deutschland (1.300 Teilnehmer*innen einer Befragung) zunehmend zu Suchtmitteln greifen.[63] Bei seiner Umfrage bejahten 60 Prozent die Frage nach einem Problem mit Suchtmittel. Im Einzelnen zeigte sich, dass 30 Prozent der Teilnehmenden täglich Alkohol tranken, weitere konsumierten Cannabis sowie Medikamente. »Bei der Beschaffung der Suchtmittel haben sie es vergleichsweise leicht. Sie machen einen Medikamentenschrank auf und es steht ihnen alles zur Verfügung«, beschreibt Jürgen Osterbrink das Dilemma. Verschärft wird das Problem durch die große Solidarität, die unter dem Personal im Gesundheitsbereich besteht: »Wenn jemand betrunken zum Dienst kommt, setzt man den mal kurz hin und lässt ihn durchatmen«, so Osterbrink.[64]

---

[63] Vgl. Dorner C (2021): »Hast Du ein Alkoholproblem?« Interview mit Jürgen Osterbrink. kma 2014; 19 (4), 70–71

[64] Ebd.

**Tipp**
Lassen Sie es nicht so weit kommen bzw. holen Sie sich bei bereits bestehenden Problemen Unterstützung!

Laut Stiftung Gesundheitswissen[65] gibt es 28 Prozent Raucher in der erwachsenen Bevölkerung. Die Folgen sind sicherlich allgemein bekannt: Raucher sterben im Mittel zehn Jahre früher als Nichtraucher. Fast die Hälfte aller Raucher hat bereits erfolglos versucht aufzuhören. Studien haben aber gezeigt, dass es sich immer lohnt, mit dem Rauchen aufzuhören. Leichter gesagt als getan! Stress ist oft der Grund, wieder mit dem Rauchen zu beginnen oder erst gar nicht aufzuhören. *»Die neuere Forschung geht davon aus, dass das Raucherverhalten auch neurophysiologische Ursachen hat. So steigert Nikotin zum Beispiel die Verfügbarkeit von Neuroregulatoren, wie Acetylcholin, Dopamine etc., mit dem Ergebnis, dass die Leistungsfähigkeit steigt und Emotionen (positiv) reguliert werden.«*[66]



Rauchen ist eine Gewohnheit und mit vielen Handlungen und Abläufen des Tages fest verknüpft. Morgens nach dem Aufstehen, zum Toilettengang, vor dem Essen, nach dem Essen, in der Pause, vor dem Sex, nach dem Sex, usw. So wirkt das Rauchen positiv und wird beibehalten.

Wenn Sie mit dem Rauchen aufhören möchten, sollten Sie selbstverständlich ausreichend motiviert sein und an sich glauben. Jedoch gehört zu einer erfolgreichen Strategie, die eigenen Gewohnheiten zu erkennen und sie vom Rauchen zu entkoppeln. Was können Sie stattdessen tun? Vielleicht etwas Gesundes essen, wie einen Apfel oder Karotte. Bitte nicht zu etwas Süßem greifen! Eine Gewichtszunahme ist nicht nur ungesund, sondern führt bei den meisten Ex-Rauchern wieder zum Rückfall.

---

[65] https://www.stiftung-gesundheitswissen.de/presse/rauchen-deutschland-zahlen-und-fakten
[66] Vgl. Daniel S (2014): Grundlagen der Gesundheitspsychologie. SRH; Riedlingen.

Stellen Sie sich bitte Folgendes vor: Spazierwege, die sich schlängeln und Sie müssen an jeder Biegung neu entscheiden, wo Sie lang gehen. Folgen Sie einem der Trampelpfade, die sich rechts und links gebildet haben oder bleiben Sie auf dem Hauptweg, auch wenn er länger und anstrengender ist, weil Sie sich nun einmal dafür entschieden haben? Sie waren mal Nichtraucher und jetzt möchten Sie es wieder werden. Vergessen Sie die Trampelpfade rechts und links, bleiben Sie auf dem Hauptweg. Auch wenn Sie immer wieder an der Biegung stehen und überlegen, um bei der Metapher zu bleiben, ob sich der einfache Trampelpfad nicht doch lohnt. Oft sind es nur Bruchteile von Sekunden, die entscheidend sind, die richtige Entscheidung zutreffen – den richtigen (gesunden) Weg zu gehen.

Laut der Deutschen Hauptstelle für Suchtfragen (DHS) waren im Jahr 2012 in Deutschland mehr als 10 Mio. Menschen abhängig:
- Tabakabhängigkeit: 7 Mio.
- Alkoholabhängigkeit: 1,6 Mio.
- Medikamentenabhängigkeit: 1,4 Mio.
- Glückspielsucht: 270.000
- Drogenabhängigkeit: 250.000

Vermehrter Alkoholgenuss kann zu vielen Erkrankungen führen:
- Hirnatrophie, Wernicke Enzephalopathie, Korsakow-Syndrom, zentrale pontine Myelinolyse
- Teleangiektasien
- Kardiopathie
- Pankreatitis
- Zieve-Syndrom (akutes hämotytisches Syndrom mit Leberzirrhose oder Pankreatitis und Hyperlipidämie)
- arterielle Hypertonie, Blutbildveränderungen
- Hypogonadismus, Impotenz
- Osteoporose
- Polyneuropathie
- Palmarerythem, Tremor

- Ulkus, Gastritis
- Hepatitis, Fettleber, Zirrhose
- Gynäkomastie
- Glossitis, Ösophagitis, Ösophagusvarizen
- Konjunktivitis

*»Mick Jagger schrieb Ende 1965 das Lied ›Mother's little Helper‹. Es bringt die Abhängigkeit von Medikamenten, insbesondere von Tranquilizern/Benzodiazepinen, auf den Punkt.«*[67] Die Medikamentenabhängigkeit ist »leiser« als Alkoholsucht. Sie stellt sich schleichend ein und kann lange verdeckt werden. Zu Beginn ist es, wie bei der Alkoholabhängigkeit, der Druck, Stress, Müdigkeit und vieles weitere, was den Griff zu etwas Euphorisierendem und/oder Beruhigendem nahelegt, vor allem wenn Medikamente durch die berufliche Tätigkeit leicht zugänglich sind. Nicht selten kommt es zum abwechselnden Gebrauch von aufputschenden und beruhigenden Mitteln, da der Schlaf-Wach-Rhythmus durch die Medikamente oder den Schichtdienst gestört wird. Cannabis hat ebenfalls eine beruhigende Wirkung. Solche illegalen Drogen sind allerdings nicht ganz so einfach zu beschaffen wie Alkohol und/oder Medikamente.

**Tipp**

Sollte in irgendeiner Form eine Abhängigkeit oder ein Verdacht dahingehend vorliegen, wenden Sie sich bitte unbedingt an einen Arzt oder Therapeuten.

[67] Vgl. Stöcker 2016

**»Aus einem Glas wurden bald zwei…«**
Die folgende Schilderung einer Altenpflegerin ist sicherlich nicht untypisch für den fast unmerklichen Beginn eines Suchtverhaltens: »Wenn ich nach Hause kam, war ich gestresst und gleichzeitig meinte ich, ich müsste stark sein und alles leisten. Wenn ich nicht eingesprungen bin, hatte ich ein schlechtes Gewissen und es war selbstverständlich, immer länger zu bleiben. So habe ich abends, um schlafen zu können, ein Glas Rotwein getrunken. Tat das gut! Aus einem Glas wurden zwei Gläser, bald eine Flasche. Als ich merkte, dass ich schon tagsüber Verlangen hatte, konnte ich noch die Notbremse ziehen und dank meiner Familie habe ich es geschafft, die Finger wieder von der Flasche zu lassen.«

## 5.2 Entspannung muss sein

Bis zu diesem Kapitel haben Sie viel theoretisches Hintergrundwissen erfahren. Im folgenden Teil geht es mit praktischen Tipps und Maßnahmen weiter. Zur Erinnerung – Sie treffen die bewusste Entscheidung, ob und was sie ändern möchten. Aber wenn Sie etwas anders haben möchten als bisher, dann müssen Sie etwas anderes tun als bisher. Sonst bleibt es, wie es ist. Nur Sie selbst können es sich erlauben, zu entspannen und/oder zu genießen.

> Wahrnehmen und Genießen kann auch »zwischendurch« stattfinden, wenn Sie Ihre Wahrnehmung wieder dort hinrichten.

Richten Sie die Wahrnehmung wieder verstärkt auf die positiven Dinge und Erlebnisse des Tages. Stellen Sie sich zuhause ein Glasgefäß hin, daneben eine Schale mit kleinen Glaskugeln, Erbsen oder Bohnen. Am Abend stellen Sie sich dann die Frage, was am Tag für Sie schön war. Es muss nicht immer ein Superlativ sein, vielleicht »nur« ein Lächeln eines Pflegebedürftigen, ein nettes Wort eines Kollegen etc. Für jeden dieser Momente legen Sie eine Glaskugel o. ä. in das Gefäß. Zu Beginn werden es vielleicht noch nicht viele sein, doch je mehr Sie Ihre Wahrnehmung dorthin richten, desto mehr Glaskugeln werden es werden.

### Übung

**Erlauben Sie sich, wieder zu genießen!**

Genießen Sie den Moment, genießen Sie auf Ihre eigene Art und erzwingen Sie nichts. Sie können die Wirkung der Maßnahmen immer wieder selbst überprüfen: Stellen Sie sich eine Skala von 0 bis 10 vor.

- 0 bedeutet keinen Stress/Belastung.
- 10 bedeutet den maximal vorstellbaren Stress/Belastung

Vor der Maßnahme nennen Sie für sich die Zahl der Belastung. Sie führen dann Ihre stressreduzierende Maßnahme durch und überprüfen anhand der Skala, ob sich der Stresspegel reduziert hat.



**»Ein Karussell ohne Bremse«**

Entspannung muss man lernen, das erfuhr auch eine 58-jährige Hauswirtschaftsleitung: »Seit Jahren bin ich in dem Beruf und habe auch schon viele Arbeitgeber erlebt. Die Anforderungen wurden immer mehr. Ein reines Aufgabenkarussell, aber eines ohne Bremse. Die Wünsche und die Zufriedenheit der Bewohner stehen für mich immer an erster Stelle. Auch vor meiner eigenen Gesundheit und somit raste ich direkt in die Erschöpfung. Ich bin ein halbes Jahr ausgefallen. Das schwierigste war zu lernen, zur Ruhe zu kommen, mir selbst zu erlauben, dass ich es auch darf. Es war ein steiniger Weg. Hätte ich bloß früher auf mich geachtet! Für Entspannung keine Zeit zu haben war teilweise eine Ausrede.«

## 5.3 Stressimpfungsprogramme

**Wichtig**

Alle im Folgenden genannten Maßnahmen ersetzen weder einen Arzt noch Therapeuten oder Coach!

Ein untersuchtes Programm zum besseren Umgang und zur Reduzierung von Stress ist das Stressimpfungstraining von Meichenbaum.[68] Das Programm gliedert sich in einzelne Schritte und beginnt mit der Informationsphase. Sie sind darüber informiert, was Stress ist, wodurch Stress ausgelöst wird – im Allgemeinen und besonders bei Ihnen selbst. Wie Sie im theoretischen Teil erfahren haben, ist die eigene innere Bewertung einer Situation entscheidet dafür, wie intensiv der Stress empfunden wird. Ebenfalls gehört zum Grundwissen, welche körperlichen und psychischen Reaktionen auftreten können. Dem schließt sich der nächste Schritt zum Eruieren von dysfunktionalen Gedanken sowie Verhaltensweisen und Gefühlen an.

**Übung**

- Was denken Sie in »stressigen« Situationen: Dass eine bestimmte Aufgabe lösbar oder unlösbar ist? Dass Sie Ihr Können unter Beweis stellen können?
- Wie verhalten Sie sich in der Situation: Defensiv oder offensiv?
- Welche Gefühle treten auf: Angst, Ärger oder Stolz, Freude?

Der dritte Schritt beinhaltet die Suche nach geeigneten Verhaltensmaßnahmen und diese zu üben und zu festigen. Der letzte Schritt besteht aus der Evaluationsphase, in der das Erlernte gestärkt und ins tägliche Arbeitsleben integriert wird.

[68] Vgl. Daniel 2014

Dem größten Teil von Ihnen ist die Physiologie des Stresserlebens bekannt. Dennoch sollte zur Sensibilisierung trotzdem eine Informationsphase stattfinden. Die Schritte des Impfprogramms sind Ihnen in ähnlicher Form als Prozessplanung bekannt, somit kann auf diesen Bekanntheitsgrad aufgebaut werden, um eine Umsetzung in den Alltag zu fördern.

### 5.3.1 Verhaltensänderungen durch Shaping und Chaining



**Übung**

**Die Küchen-Umräumaktion**

Stellen Sie einmal in Ihrer Küche die Tassen aus dem rechten in den linken Schrank und die Teller aus dem linken in den rechten Schrank (oder umgekehrt). Wie oft öffnen Sie anschließend den falschen Schrank?

Eingefahrene Verhaltensmuster und seien sie noch belastend, sind oft schwierig zu verändern. Um Gewohnheiten zu ändern, bieten sich die Lernformen »Shaping« und »Chaining« an. Erlernte Prozesse entstehen gemäß der kognitiven Verhaltenstherapie durch Verknüpfungen, z. B. durch Erfolg und Misserfolg, also eine Form der Konditionierung. Die zwei bekanntesten Formen der Konditionierung sind das klassische Konditionieren und das operante Konditionieren. Im Bereich des Lernens spielt das Lernen am Modell noch eine weitere Rolle. Das Lernen am Vorbild spielt bei der Selbstwirksamkeitserwartung ebenfalls eine entscheidende Rolle. Nicht zu unterschätzen ist infolgedessen die Funktion von Vorgesetzten. Vorgesetzte sollten als gute Beispiele eine eigene Selbstfürsorge zeigen und ihre Mitarbeiter*innen motivieren, Maßnahmen der Verhaltensprävention umsetzen. Um alten Verhaltensmustern entgegenzuwirken haben sich daher die beiden Methoden »Shaping« und »Chaining« bewiesen. Durch diese Methoden können sich sukzessive neue, zielführende Verhaltensweisen entwickeln. Sie lernen, dass Ergebnisse Stück für Stück durch Wiederholungen und viel Bestätigung mit Zwischenschritten erreichbar sind. Ein belastendes Verhalten wird in kleinen Schritten aufgeteilt und das neue Verhalten in kleinen Schritten angeeignet. Im Vordergrund steht, dass über eine positive Verstärkung Verhaltensänderungen belohnt und somit verstärkt werden.

So ging es einer 20-jährigen Auszubildenden in der Pflege: »*Wenn ich aus der Schule nach Hause kam, schmiss ich mich förmlich auf meine Couch und kam nicht wieder hoch. Lernen? Null Bock! Aber das führte nur zu Stress, die Lücken und damit der Druck wurden immer höher. Ich kam da aber nicht raus. Es war so fest eingefahren, dass ich im Teufelskreis war. Couch – schlechtes Gewissen – noch mehr Couch. Dann hörte ich von einer Freundin etwas über ›Shaping und Chaining‹. Ich erstelte einen festen Plan, reduzierte die Zeit auf der Couch langsam und erhöhte im gleichen Maß die Zeit am Schreibtisch. Für jeden Erfolg habe ich mich belohnt, Essen gehen, Kino usw. Gleichzeitig wurde ich durch bessere Noten und weniger Stress belohnt. Meine Couch ist jetzt nur noch eine Couch.*«

### 5.3.2 Rollenspiel zum Einüben neuer Verhaltensweisen

Rollenspiele dienen als Modell realer Problemsituationen, die dadurch gekennzeichnet sind, dass sie für einen Menschen eine Vielzahl von mehr oder weniger bevorzugten Lösungen enthalten können.[69] Im Erleben von Anforderungen kann beispielsweise die Problematik im Vordergrund stehen, dass viele Tätige in der Pflege und Beschäftigung berichten, nicht »Nein« sagen zu können und ggf. wieder ungewollte Dienste übernehmen. Rollenspiele können hier ein wichtiges Instrument sein, um neu erlernte Strategien zur Abgrenzung zu üben. Das bedeutet konkret, dass der betroffene Mensch erst die Gründe und Emotionen für das »Nicht-Nein-Sagen« erarbeitet, anschließend seine kommunikative Kompetenzen stärkt und schließlich im Rollenspiel übt, die Theorie in die Praxis zu implementieren.

[69] Vgl. Lanz C (2014): Coaching. SRH, Riedlingen.

**Übung**

**Nein sagen**

Fragen Sie sich zunächst, warum können Sie nicht Nein sagen können. Steht dahinter vielleicht der Wunsch nach Anerkennung oder die Sorge vor Ablehnung oder das Bedürfnis danach, dass alles immer »harmonisch« läuft?

Selbstverständlich steht die Versorgung der pflegebedürftigen Menschen im Vordergrund. Bevor Sie aber zu etwas »Ja« sagen, atmen Sie erst einmal tief durch. Antworten Sie nicht immer sofort. Nehmen Sie sich Zeit zum Überlegen und ggf. für Alternativen.

Konkret: Sie haben ein paar Tage frei und freuen sich schon seit Wochen darauf. Sie möchten einfach ohne Wecker aufwachen, Bücher lesen oder einen Ausflug mit Ihrer Familie machen. Zwei Tage vorher kommt die Frage, ob Sie Ihre freien Tage nicht vielleicht verschieben können... Bevor Sie jetzt direkt ja sagen, atmen Sie erst einmal durch. Fragen Sie dann nach Alternativen: Müssen wirklich die kompletten freien Tage gestrichen werden oder könnten die Tage nicht mit zwischen Ihnen und zwei anderen Kolleg*innen aufgeteilt werden?



### 5.3.3 Dysfunktionale Gedanken verändern

Gedanken führen zu Handlungen und Emotionen und umgekehrt. Gedanken wie »Alles muss ich machen« – »Wenn es klingelt, passiert bestimmt wieder...« – »Die Angehörigen XY sind so belastend« – »Ich schaffe den Dienst nicht mehr« etc. können physische und psychische Reaktionen hervorrufen und ggf. Belastungssymptome auslösen. Diese dysfunktionalen Gedankenabläufe können durch gezielte Interventionen verändert werden.

**Info**

Als Basis für gezielte Interventionen dient die ABC-Methode aus der rational-emotiven Therapie von Albert Ellis. Sie zielt darauf ab, dysfunktionale Gedanken zu erkennen, zu analysieren und in funktionale Gedanken umzuschreiben. Das Ablegen fest implementierter Gedankenmuster gelingt nicht von heute auf morgen, sondern bedarf beständiger Übung und Wiederholung.*

* Vgl. Kaluza 2015

**Schreiben Sie (wieder) Tagebuch!** Das Führen eines Tagesbuches kann diese Übung auf die Lenkung zu positiven Gedanken unterstützen. Eingetragen werden dysfunktionale Gedanken, diese werden analysiert und umgewandelt in positive bzw. neutrale Gedanken. So kann es bereits auch ein Erfolg sein, ein Ereignis erst einmal neutral anzunehmen, um es dann als neutrale Situation zu bewerten.[70]

Eine weitere Möglichkeit besteht darin, dysfunktionale Gedanken mit einem imaginären **Stoppschild** zu stoppen. Wenn es in der Vorstellung nicht reicht, malen Sie sich ein Stoppschild auf eine Karte und tragen Sie diese bei sich. Üben Sie nun, sich bei belastenden Gedanken ein Stoppschild vorzustellen oder die Karte zu benutzen und sich dann gezielt funktionalen Gedanken zuzuwenden.

Eine weitere Intervention besteht darin zu versuchen, die **»Richtung« der Gedanken zu verändern.** Nicht »Wovon will ich weg?«, sondern »Wo möchte ich hin?«. Dieser Perspektivenwechsel der Gedanken ist nicht nur zielführend sein, sondern fördert auch Stärken. So können Sie statt »Der Dienst wird heute bestimmt wieder chaotisch, das nervt schon jetzt« lieber denken »Ich muss mir erst einen Überblick verschaffen, dann bin ich orientiert.«

[70] Vgl. Chmitorz A (2020): Die psychische Gesundheit stärken. Die Schwester/Der Pfleger 05/2020, 30–33.

Die öffentliche Wahrnehmung der Mitarbeitenden in Pflege und Betreuung ist oftmals vereinfacht dichotom. Entweder werden die Tätigen, gerade in der Zeit der Corona-Pandemie, als »Helden« beschrieben oder sie werden als »Pfannenschieber« (Pflegekräfte) bzw. »nur Spielende« (Beschäftigung) bezeichnet. Beides kann bei den Beschäftigten zu dysfunktionalen Gedanken führen. Die erste Aussage kann einen hohen Erwartungsdruck erzeugen, um der Zuschreibung gerecht zu werden, während die zweite Aussage als Geringschätzung und Diskriminierung empfunden wird.



### Larrys Geschichte

Larry gehört zu den Menschen, die jeder mag. Er hat immer gute Laune und weiß immer etwas Positives zu sagen. Auf die Frage, wie es ihm gehe, würde er antworten: »Ginge es mir noch besser, müsste ich Zwilling sein!«
Er war einzigartig als Restaurantmanager, weil er immer mehrere Kellner hatte, die ihm von Restaurant zu Restaurant folgten. Der Grund dafür lag in Larry Haltung. Er war ein natürlicher Motivator. Wenn einer der Angestellten einen schlechten Tag hatte, zeigte Larry ihm, wie man auf die gute Seite der Situation sehen könne. Diese Art zu leben machte mich neugierig, also ging ich eines Tages zu Larry und fragte ihn: »Ich verstehe das nicht! Du kannst doch nicht die ganze Zeit eine positive Person sein. Wie machst du das?«

Larry antwortete: »Jeden Morgen wache ich auf und sage mir: ›Larry, du hast zwei Möglichkeiten heute. Du kannst wählen, in guter Stimmung zu sein oder schlechte Laune zu haben.‹ Ich wähle die gute Stimmung. Immer wenn etwas Schlechtes passiert, kann ich wählen, das Opfer zu sein oder daraus zu lernen. Ich wähle es, daraus zu lernen. Immer wenn jemand mit einer Beschwerde zu mir kommt, kann ich die Beschwerde akzeptieren oder auf deren gute Seite für das Leben schauen. Ich wähle die positive Seite des Lebens.

»Ja richtig, aber das ist nicht so einfach«, protestierte ich.

»Doch, das ist es«, sagte Larry. »Das ganze Leben dreht sich um Wahlmöglichkeiten. Wenn du all das Drumherum ausgrenzt, beinhaltet jede Situation eine Wahl. Du wählst, wie du auf die Situation reagierst. Du wählst, wie andere dich beeinflussen. Du wählst die gute oder die schlechte Laune. Es ist deine Wahl, wie du dein Leben lebst.«

Ich dachte viel über Larrys Worte nach und verließ kurz danach das Restaurantbusiness. Wir verloren uns aus den Augen, aber ich dachte oft an ihn, wenn ich eine Wahl im Leben traf, anstatt nur auf andere zu reagieren.

Einige Jahre später hörte ich von Larry, dass er etwas getan hatte, was man in der Restaurantbranche niemals tun sollte – er ließ die Hintertür eines Morgens offen und wurde von drei schwerbewaffneten Räubern überfallen. Beim Versuch, den Safe zu öffnen, glitt seine nervös zitternde Hand vom Kombinationsschloss ab. Die Räuber gerieten in Panik und schossen auf Larry. Glücklicherweise wurde er noch frühzeitig entdeckt und schnellstens ins nächste Krankenhaus gebracht. Nach 18-stündiger Operation und wochenlanger Intensivpflege wurde Larry mit einigen Kugelsplittern im Körper aus dem Krankenhaus entlassen.

Sechs Monate später begegnete ich Larry und fragte ihn, wie es ihm geht. Er antwortete: »Ginge es mir noch besser, müsste ich Zwilling sein! Möchtest du meine Narben sehen?« Ich entschied mich, seine Wunden nicht anzusehen, wollte jedoch wissen, was ihm während des Überfalls durch den Kopf gegangen sei.

»Zuerst dachte ich, ich hätte die Hintertür verschließen sollen«, antwortete Larry. »Und als ich dann am Boden lag, erinnerte ich mich, dass ich die Wahl habe. Ich konnte wählen zu leben oder zu sterben. Ich wählte es zu leben.«

»Hattest du denn gar keine Angst? Hast du das Bewusstsein verloren?«, fragte ich. Larry fuhr fort: »Die Ärzte waren großartig. Sie sagten mir die ganze Zeit, dass es mir gut gehe. Aber als sie mich in den OP schoben und ich den Ausdruck in ihren Gesichtern sah, bekam ich es mit der Angst zu tun. In ihren Augen las ich: ›Das ist ein toter Mann.‹ Da wusste ich, dass ich etwas tun musste!«

»Und was hast du getan?«, fragte ich.

»Also, da war diese große grobschlächtige Krankenschwester, die mich mit Fragen bombardierte. Bei der Frage, ob ich gegen irgendetwas allergisch sei, antwortete ich: ›Ja!‹ Alle Ärzte und Schwestern stoppten ihre Vorbereitungen und warteten auf meine Antwort. Ich nahm einen tiefen Atemzug und rief: ›Kugeln!‹. Und während die lachten, sagte ich Ihnen: ›Ich wähle es zu leben! Operiert mich so wie einen Lebendigen, nicht wie einen Toten.‹

Larry überlebte dank der Fähigkeiten seiner Ärzte, aber auch wegen seiner außerordentlichen Haltung. Ich lernte von ihm, dass ich jederzeit die Wahl habe, mein Leben in jedem Augenblick in vollen Zügen zu genießen. Haltung ist letztendlich alles![71]



Lernen Sie aus Larrys Geschichte. Nur Sie entscheiden darüber, wie und was Sie denken!

## 5.4 Besser schlafen

Dysfunktionale Gedanken können sich auch negativ auf einen erholsamen Schlaf auswirken. Sie kennen das bestimmt selbst. Da geht man vor dem Einschlafen nochmal den ganzen Tag durch, erkennt jede Menge Fehler, Versäumnisse, Schwierigkeiten, denkt mit Schrecken an den nächsten Tag. Wurde heute im Dienst alles richtig erledigt, die Medikamente korrekt gestellt, wird Pflegebedürftiger XY noch die Nacht überleben?

Länger anhaltende Schlafstörungen können eine Ursache für zunehmende Erschöpfung sowie manifeste physische und psychische Erkrankungen sein. Experten weisen immer wieder darauf hin, dass sich Ein- und/oder Durchschlafstörungen durch eine gute Schlafhygiene verbessern lassen, z. B. durch regelmäßige Schlafens- und Aufstehzeiten.[72] Leider ist das bei vielen Mitarbeiter*innen der stationären Pflege infolge der Schichtarbeit kaum umsetzbar. Es kann aber trotzdem helfen, die individuellen Einflussfaktoren, die den Schlaf stören, zu identifizieren.

[71] Eine Quelle für diese Geschichte ist mir leider nicht bekannt

[72] Vgl. Greif 2017

**Tipp**

Führen Sie ein Schlaftagebuch. Darin notieren Sie über einen Zeitraum von 14 Tagen Ihre Gefühle sowie Gedanken des Tages, aber auch die Störungen im Nachtschlaf.

Ein 40-jähriger Altenpfleger berichtete mir: *»Ich konnte keine Nacht mehr richtig schlafen. Der ständige Schichtwechsel und dann die innere Spannung, dass das Telefon klingeln würde und ich wieder einspringen muss, raubte mir den erholsamen Schlaf. Den Rest bekam ich, als ein ›Lieblingsbewohner‹ starb, sein Tod ging mir sehr nahe. Ich wurde immer gereizter und unkonzentrierter. Meine Frau zeigte mir dann ›die gelbe Karte‹. Medikamente kamen für mich nicht in Frage, also lernte ich trotz des Schichtwechsels ein Schlafritual und arbeitete positiv mit meinen Gedanken. Auch die Rucksackübung hat mir geholfen.«*

**Übung**

**Die Rucksackübung**

Wenn Gedanken das Einschlafen verhindern, stellen Sie sich bitte Folgendes vor:

Neben Ihrem Bett steht ein Rucksack. Stellen Sie sich den Rucksack genau vor: Wie sieht er aus? Welche Farbe hat er? Welches Material? Leder? Polyester? Hat er Außentaschen? Seitentaschen? Welche Verschlüsse? Öffnen Sie nun in Gedanken den Rucksack. Wie sieht er im Innenraum aus? Gibt es kleine Taschen? Oder vielleicht ein Geheimfach? Wie hört es sich an, wenn Sie den Rucksack schließen und öffnen? Wie riecht der Rucksack?

Wenn Sie sich jetzt Ihren imaginativen Rucksack in all diesen Dimensionen erstellt haben, stellen Sie sich vor, wie alle belastenden Gedanken dort hineinfließen und bis zum nächsten Morgen verschlossen sind. Sie können dann selbst entscheiden, ob und wann Sie sie wieder rauslassen.

### 5.4.1 Entdecken Sie, was Sie wirklich möchten

Bitte stellen Sie sich jetzt nicht den berühmten rosaroten Elefanten vor, bitte wirklich nicht. Stellen Sie sich jetzt nicht vor, dass er auf seinem Kopf eine lilafarbene Schleife trägt. Bitte nicht!

Und, hat es funktioniert? Wahrscheinlich nicht. Das hat etwas mit der Grundfunktion des Gehirns zu tun. Das Gehirn muss doch wissen, was es soll, und wenn Sie hören »Bitte stellen Sie sich nicht einen rosaroten Elefanten vor«, holt sich Ihr Gehirn erst einmal das Bild eines rosaroten Elefanten.



Wenn Sie gedanklich in der Tierwelt bleiben und keinen rosaroten Elefanten sehen wollen, müssen Sie sich überlegen, was Sie stattdessen sehen wollen. Vielleicht eine blaue Giraffe? Sie schreiben auf Ihrem Einkaufszettel doch auch auf, was Sie einkaufen möchten und nicht, was Sie nicht einkaufen möchten.

**Tipp**
Statt daran zu denken, was Sie nicht möchten, sollten Sie lieber daran denken, was Sie möchten, was angenehm oder positiv für Sie ist.

## 5.5 Entspannungsmethoden für jeden Tag

*Geh du vor, sagt die Seele zum Körper.*
*Auf mich hört er nicht. Vielleicht hört er auf dich.*
*Ich werde krank, dann wird er Zeit für dich haben, sagt der Körper.*
*Quelle unbekannt*

Das vegetative Nervensystem besteht aus Sympathikus und Parasympathikus. Der Sympathikus ist der Anpeitscher, er stellt Energie zur Verfügung. Der Parasympathikus ist der Ruhenerv. Kurz: »Der Sympathikus jagt das

Mammut, der Parasympathikus verdaut es.« Und deshalb aktivieren alle Entspannungsmethoden den Parasympathikus. So dienen sie der Herstellung eines als angenehm empfundenen Zustands, des Wohlbefindens und der Ruhe.

Was bedeutet für Sie Entspannung? Wann sind Sie entspannt? Wie fühlt es sich an? Jeder Mensch erlebt für sich, auf seine eigene Art, Entspannung. Viele Menschen sind der Überzeugung, dass sie nur entspannt sind, wenn keine Gedanken mehr da sind. Gedanken dürfen jedoch einfach kommen und gehen, Sie können trotzdem entspannt sein. Es ist ähnlich wie im PC: Während Sie Ihren Text tippen oder sich schöne Fotos ansehen, laufen im Arbeitsspeicher jede Menge Aktivitäten ab, die Sie als User gar nicht wahrnehmen. Die schönen Urlaubsbilder werden deshalb nicht weniger schön.

Selbstfürsorge/Entspannung funktioniert auf vier Ebenen:

1. körperliche/physiologische Ebene
   kardiovaskulär, Atmung, Muskelspannung, Hauttemperatur, Organfunktion
2. Verhaltensebene
   Motorik, Reaktionsrate
3. emotionale Ebene
   Stimmung
4. kognitive Ebene

Es gibt alltägliche Entspannungsmethoden wie Joggen, Fernsehen, Gartenarbeit usw. und es gibt eine Fülle von professionellen Methoden, wie die Progressive Muskelrelaxation, das Autogene Training, Atemübungen, Achtsamkeitsübungen, die Fünf-Tibeter, Yoga, Qi Gong und viele weitere mehr. Die Gemeinsamkeit all dieser Methoden besteht darin, eine Entspannungsreaktion hervorzurufen.

Entspannungsverfahren zeigen oft eine intensive Wirkung, wenn sie regelmäßig angewendet werden:

- Vertiefung und Harmonisierung der Atmung,
- Senkung des Herzschlags,
- Normalisierung des Blutdrucks,

- Entspannung der Muskulatur und des Bewegungsapparates,
- Aktivierung der Gelenke und Bänder sowie der Muskelpumpen,
- Verbesserung der allgemeinen Durchblutung,
- Erhöhung des Hautwiderstandes,
- Beseitigung von Schlafstörungen,
- Verringerung von Schmerzzuständen,
- Verbesserung der Körperwahrnehmung und des Körpergefühls,
- mehr Ruhe und Gelassenheit,
- mehr innere Harmonie,
- Steigerung der körperlichen Abwehrkräfte,
- Unterstützung der Konzentration,
- Entspannung des Herz- und Kreislaufsystems,
- Herbeiführung eines erholsamen Schlafs,
- Stressreduktion.



Infolge dieser Wirkungen kann es zu einer Stressreduktion und Gelassenheit kommen. Entspannung darf aber nicht zu Stress führen. Vermeiden Sie Druck und Leistungsanforderungen. Tragen Sie, falls es möglich ist, bequeme Kleidung, wenn Sie Ihre Entspannungsübungen machen.

**Info**

Die Progressive Muskelrelaxation und Autogenes Training sind Verfahren, die von den Gesundheitskassen per § 20 SGB V gemäß als Präventionsmaßnahmen anerkannt sind. Bei den anderen Verfahren ist das teilweise Verhandlungssache.

Jedoch gibt es auch bei Entspannungsübungen Kontraindikationen und Wirkungen, die ggf. unerwünscht sind. Besonders dann, wenn Krankheiten und/oder Krisen gerade akut auftreten:

- Psychotische Erkrankungen,
- Epilepsie,
- bestimmte Herzerkrankungen,

- Suizidalität,
- Atemwegserkrankungen,
- neurologische Störungen.

Während oder kurz nach den Übungen können Magenknurren, Gähnen, Frösteln (bei Hypotonie), dissoziative Zustände auftreten. Auch Übelkeit oder Kopfschmerzen können sich einstellen. Das steht primär mit der Aktivierung des Parasympathikus zusammen. Achten Sie deshalb bei der Anwendung von Entspannungsverfahren auf Folgendes:

- Gute räumliche Voraussetzungen schaffen: ruhige Umgebung, Telefon auf lautlos stellen,
- bequeme Kleidung anziehen,
- vor Beginn zur Toilette gehen,
- kein Kaugummi oder Bonbon im Mund,
- ggf. leise Entspannungsmusik im Hintergrund laufen lassen.

### 5.5.1 Die Progressive Muskelrelaxation

Bei der Progressiven Muskelrelaxation nach Jacobson werden nacheinander verschiedene Muskelgruppen angespannt und wieder entspannt. Der amerikanische Arzt Edmund Jacobson (1885–1976) beobachtete 1928, dass eine Anspannung der Muskulatur häufig mit Unruhe, Angst und psychischer Spannung einhergeht. Die Wechselwirkungen psychischer Befindlichkeiten und muskulärer Spannung machte er in den 1930er Jahren zur Grundlage seines systematischen Trainings, mit dem Ziel der Entspannung. Durch die willentliche und bewusste An- und Entspannung bestimmter Muskelgruppen wird ein Zustand tiefer Entspannung des ganzen Körpers angestrebt. Die einzelnen Muskelpartien werden in einer bestimmten Reihenfolge zunächst angespannt und nach einer kurzen Haltung wieder gelöst. Die Konzentration wird auf das Gefühl des Wechsels zwischen An- und Entspannung gerichtet. Ziel des Verfahrens ist eine Senkung der Muskelspannung und eine damit einhergehende allgemeine Entspannung, die der Stressreduktion dienen kann.

Mit »progressiv« ist gemeint, dass der Anwender mit fortschreitender Praxis immer besser lernt, die entsprechenden Muskelgruppen zu entspannen. Er lernt somit, schrittweise alle wichtigen Muskelgruppen des Körpers wahrzunehmen und zu entspannen. Mit der Zeit kann der Anwender eine muskuläre Entspannung herbeiführen, wann immer er es möchte und in immer kürzerer Zeit.[73]



**Übung**

### Progressive Muskelrelaxation

Ballen Sie Ihre dominante (vermutlich die rechte) Hand zur Faust. Bitte nur die Hand, nicht den ganzen Arm. Stellen Sie sich vor, wie Sie aus einer Zitrone noch die letzten Tropfen auspressen möchten. Reduzieren Sie bitte die Anspannung etwas, um ca. 20 Prozent.

Spüren Sie in Ihre geballte Faust hinein: Wie ist die Spannung? Wie fühlen sich die Finger an? Wie die Handaußenfläche und wie die Handinnenfläche?

Öffnen Sie nun ganz langsam Ihre Hand, wie in Zeitlupe. Manche haben dabei das Gefühl, als sei ihre Hand zusammengeklebt. Das ist in Ordnung.

Vergleichen Sie jetzt bitte die gerade angespannte Hand mit der nicht angespannten Hand. Sie werden feststellen, dass die Hände sich verschieden anfühlen.

Spannen Sie nun die andere Hand an und denken Sie gleichzeitig an alles, was Sie heute schon erledigt haben und noch erledigen müssen. Auch diese Faust lösen Sie dann ganz langsam.

Vergleichen Sie die verschiedenen Gefühle in Ihren Händen. Jetzt werden Sie nicht so einen spürbaren Unterschied wahrnehmen wie vorher. Davon können Sie ableiten, dass Sie anders wahrnehmen, wenn Sie sich auf das Gefühl bewusst einlassen oder ob Sie es zulassen, dass Sie Ihre Gedanken davon abhalten. Es ist Ihre Entscheidung.

---

[73] Vgl. Frucht S (2004): Progressive Muskelrelaxation. München: Audiobite.

## Die Praxis der Progressiven Muskelrelaxation

Nacheinander werden einzelne Muskelgruppen jeweils ca. für sieben Sekunden angespannt. Anschließend wird die Spannung aufgelöst und Sie konzentrieren sich für ca. 21 Sekunden auf eine tiefe Entspannung, die sich ganz von selbst nach der Anspannungsphase einstellt. So geht's (alle Übungen führen Sie auf einer Matte/auf dem Teppich liegend durch):

- Beide Hände zur Faust ballen.
- Die Unterarme zu den Oberarmen winkeln und anspannen.
- Schultern zu den Ohren hochziehen.
- Schultern nach unten schieben.
- Schultern nach vorn – über den Brustkorb – zueinander schieben.
- Schultern im Widerstand nach hinten gegen die Unterlage bewegen.
- Kinn zum Brustbein drücken.
- Kopf gegen Widerstand auf die Unterlage drücken.
- Gesichtsübung: Stirn runzeln, Augen zusammenkneifen, Nase krausziehen, Mund zum Kussmund formen.
- Tief in den Bauch einatmen, ausatmen, den Bauch einziehen, das Becken aufrichten, sodass eine Spannung im Bauch- und Gesäßbereich entsteht.
- Ober- und Unterschenkel anspannen, die Zehen nach vorn strecken.
- Ober- und Unterschenkel anspannen, die Zehen in Richtung Schienbein ziehen.

## Anwendungsmöglichkeiten und Wirkungen

Das Ziel der Progressiven Muskelrelaxation ist eine frühzeitige Wahrnehmung von muskulären Spannungszuständen und deren aktive Verminderung. Studien zeigen, dass die medizinische Behandlung von Erkrankungen durch begleitende Progressive Muskelrelaxation wirksam unterstützt werden kann. Es kommt zu einer Abnahme der sympathischen und zu einer Steigerung der parasympathischen Aktivitäten des Nervensystems, sodass Muskeltonus, Herzfrequenz, Atemfrequenz und Blutdruck gesenkt werden sowie die Durchblutung der Hautgefäße in den Extremitäten gesteigert wird. Emotional kann es zu angenehm erlebten Zuständen der Ausgeglichenheit und Harmonie kommen. Positive Wirkungen bei regelmäßiger Anwendung und Anwendungsgebiete sind:

- Vertiefung und Harmonisierung der Atmung,
- Senkung der Herzfrequenz,
- Normalisierung des Blutdrucks – Achtung Medikation!
- Entspannung der Muskulatur und des Bewegungsapparates,
- Aktivierung der Gelenke und Bänder sowie der Muskelpumpen,
- Verbesserung der allgemeinen Durchblutung,
- Erhöhung des Hautwiderstandes,
- Beruhigung des zentralen und vegetativen Nervensystems,
- Abmilderung von depressiven oder angstgeprägten Verstimmungen,
- Beseitigung von Schlafstörungen,
- Verbesserung der Körperwahrnehmung und des Körpergefühls,
- Verbesserte Selbstaufmerksamkeit und erhöhte Sensibilität.



**Kontraindikationen**

- Akute Erkrankungen jeglicher Art,
- psychotische Störungen mit Fremd- oder Eigengefährdung,
- Zwangssyndrome,
- Suizidalität,
- Borderline-Persönlichkeitsstörung,
- Abhängigkeitserkrankungen,
- Essstörungen,
- hypochondrische Störungen,
- Epilepsie,
- Rückenleiden (bedingt).

### Durchführung, Anleitungen zur Progressiven Muskelrelaxation

- Die Progressive Muskelrelaxation gibt es in zahlreichen Versionen. Das Grundverfahren umfasst 16 Muskelgruppen, die nacheinander an- und entspannt werden. Die Übungen können im Liegen, Sitzen oder Stehen durchgeführt werden. Im Folgenden gebe ich Ihnen eine Anleitung in Du-Form, die Sie für sich und auch in der Gruppe nutzen können:
- Atme ruhig und gleichmäßig, möglichst durch die Nase, halte die Atmung nicht an. Wenn die Zunge am Gaumen locker anliegt, unterstützt das den Energiefluss.
- Lege dich bequem auf den Rücken – Beine hüftbreit, Arme leicht auseinander, sodass die Achseln frei liegen.

- Schließe die Augen, wenn du magst. Falls nicht, fixiere in der Ferne einen Punkt deiner Wahl.
- Atme tief und ruhig weiter und stell dir vor, wie du bei jedem Atemzug ruhiger und ruhiger wirst.
- Konzentriere dich nun auf deine rechte und linke Hand. Balle langsam die Hände zu Fäusten. Nur die Hände sind dabei angespannt. Fühle dabei die Spannung in den Muskeln deiner Hände. Spanne die Muskeln immer stärker an und halte die Spannung für einige Sekunden.
- Öffne jetzt die Hände und lasse sie locker zurück auf den Boden sinken. Fühle, wie sich die Hände entspannen. Wiederhole die Übung noch zweimal.
- Konzentriere dich auf deinen rechten Arm und deinen linken Arm. Spanne deine Arme an. Spanne die Muskeln immer stärker an und halte die Spannung für einige Sekunden. Entspanne deine Arme wieder und fühle die Spannung aus beide Armen entweichen. Wiederhole die Übung noch zweimal.
- Konzentriere dich nun auf dein Gesicht. Spanne alle Gesichtsmuskeln an, mach ein ganz krauses spitzes Gesicht: kneife die Augen zusammen, runzele die Stirn, mach einen spitzen Mund und beiß die Zähne aufeinander. Halte die Spannung für einige Sekunden. Lasse die Gesichtsmuskeln dann wieder locker und spüre, wie die Muskeln sich entspannen. Fühle, wie sich die Lippen entspannen. Wiederhole diese Übung noch zweimal.
- Richte deine Aufmerksamkeit dann auf die Nacken- und Rückenmuskeln. Ziehe die Schulterblätter zusammen, beuge den Kopf nach vorn und presse den ganzen Körper zu Boden. Spanne die Muskeln noch etwas stärker an und halte die Spannung für einige Sekunden. Entspanne die Muskeln dann wieder und genieße das Gefühl der Entspannung, das sich über Nacken- und Rückenmuskeln legt. Wiederhole auch diesen Teil der Übung zweimal.
- Atme jetzt tief ein, noch tiefer, und noch ein Stückchen tiefer. Stell die vor, wie du beim Einatmen Energie aufnimmst und beim Ausatmen als entlastende abgibst.
- Atme nochmals tief ein, noch tiefer und noch etwas tiefer. Spüre wie die Energie sich im Körper verteilt und gleichzeitig nimmt wird Entspannung tiefer und tiefer.
- Dein Atem fließt nun ruhig und gleichmäßig.

- Konzentriere dich auf deinen Bauch. Spanne den Bauch an, halte die Spannung, der Atem fließt weiter. Spüre die Spannung und entspanne ihn dann wieder. Auch hier noch zweimal wiederholen.
- Jetzt konzentriere dich auf dein Gesäß, spanne es an und verstärke die Spannung. Entspanne es wieder und wiederhole die Übung noch zweimal.
- Konzentriere dich jetzt auf dein rechtes und linkes Bein. Strecke die Beine und spanne die Muskeln an. Spanne die Muskeln noch etwas mehr an und halte die Spannung für einige Sekunden. Entspanne das Bein wieder und spüre, wie die Anspannung aus beiden Beinen entweicht. Wiederhole auch diesen Teil der Übung noch zweimal.
- Jetzt konzentriere dich auf deine beiden Füße, spanne sie an, indem du sie zum Gesicht ziehst, verstärke die Spannung und löse sie wieder. Wiederhole es zweimal.
- Überprüfe, ob sich noch Restspannung in einzelnen Muskeln befindet. Gehe gedanklich vom Kopf bis zu den Füßen. Entspanne die betreffenden Muskelgruppen gegebenenfalls.
- Jetzt bist du völlig entspannt.
- Wenn du jetzt einschlafen möchtest, gib diesem Gefühl nach.



Zum Wachwerden führe jetzt die Rücknahme durch.

**Info**

Kein Entspannungstraining ohne Zurücknahme am Ende, außer wenn anschließend geschlafen werden soll. Durch die Rücknahme stellen sich die vegetativen Körperfunktionen wieder auf den normalen Betrieb um.

- Fange langsam an, die Füße und die Hände etwas zu bewegen. Strecke die Hände und Füße aus und dehne sie immer mehr und mehr
- oder
- Lasse deine Arme nach vorn »schnellen«, recke und strecke dich wie eine Katze, langsam hinsetzen, dann erst langsam aufstehen
- Zum Schluss: Augen weit öffnen und dreimal kräftig durchatmen.

Ein 52-jähriger Altenpfleger in der ambulanten Pflege berichtete mir von seinen guten Erfahrungen mit der Progressiven Muskelrelaxation: »*Ich war oft angespannt und unter Druck, aber ehrlich gesagt, nicht wegen der Pflegetätigkeit – das mache ich gerne. Sondern mehr wegen des Autofahrens. Rein ins Auto, raus aus dem Auto, keine Parkplätze, volle Straßen. Das machte mich verrückt. Ich kam oft völlig gehetzt und verärgert beim Kunden an. Mit der Zeit entwickelte ich einen viel zu hohen Blutdruck. Mein Arzt verschrieb mir Tabletten, aber meine Frau schleppte mich zum Autogenen Training. Jedoch klappte es bei mir nicht so mit der Vorstellung. Die Trainerin empfahl mir dann die Progressive Muskelrelaxation. Dabei habe ich das Gefühl, noch tätig sein zu sein! Seitdem bin ich entspannter und ruhiger geworden. Ich stelle fest, dass ich mich nicht mehr so schnell aufrege. Meine Blutdruckmittel konnten reduziert werden. Eigentlich habe ich viel zu lange gewartet, ich hätte schon früher etwas für mich tun sollen…*«

### 5.5.2 Autogenes Training

Das Autogene Training (aus dem Selbst entstehendes Üben) ist eine Methode der Selbstbeeinflussung, der Autosuggestion. Die Methode wurde in den 1920er Jahren aus systematischen Beobachtungen an hypnotisierten Patienten von dem Neurologen Johannes Schultz entwickelt und basiert auf Auto-(Selbst-)Suggestionen. Durch stufenweise Übungen leiten Sie sich selbst dazu an, einen Zustand körperlicher und seelischer Balance zu erreichen. So dient dieses Verfahren ebenfalls der Stressreduktion.

Sie leiten sich selbst dazu an, einen Zustand körperlicher und seelischer Balance, Ruhe und Entspannung zu erreichen. Außerdem werden die vegetativen Vorgänge im Körper, die nicht dem Willen unterliegen, beeinflusst. Viele Organe, wie z. B. Magen, Darm, Blutgefäße, Herz usw., die vom vegetativen Nervensystem gesteuert werden, können durch Autogenes Training in Balance kommen:

- mehr Ruhe und Gelassenheit,
- Vitalisierung des Körpers und der Seele,
- mehr innere Harmonie,
- Steigerung der körperlichen Abwehrkräfte,

- Unterstützung der Konzentration,
- Abbau von Nervosität,
- Entspannung des Herz- und Kreislaufsystems,
- Herbeiführung zum erholsamen Schlaf, usw.

Das Autogene Training besteht in der Grundstufe (früher als Unterstufe bekannt) aus sechs bzw. sieben Übungen:

1. Ruheübung: »Ich bin ganz ruhig«
2. Schwereübung: Dabei wird die Konzentration zunächst auf einem Körperteil gelenkt und eine Autosuggestionsformel, wie z. B. »Mein rechter Arm ist ganz schwer« gesprochen. Dies wird entsprechend nach und nach mit anderen Körperteilen weitergeführt.
3. Wärmeübung: Hier wird einzelnen Körperteilen nach und nach suggeriert, dass sie sich warm anfühlen.
4. Atemübung: »Es atmet mich ruhig und gleichmäßig.«
5. Herzübung: »Das Herz schlägt ruhig und regelmäßig.«
6. Bauchübung: »Das Sonnengeflecht ist strömend warm.«
7. Stirnübung: »Die Stirn angenehm kühl« (Achtung: bei Menschen mit Migräne und Epilepsie kann die Stirnübung in eine Wangenübung verändert werden: »Meine Wangen sind angenehm warm.«)



Im klassischen autogenen Training gibt es drei Haltungen, die geeignet sind für die Entspannung, nämlich:

1. Bei der **Droschkenkutscherhaltung** werden Oberkörper und Kopf im Sitzen nach vorn gebeugt.
2. Bei der entspannten Rückenlage sind die Beine ausgestreckt, ca. 30–70 cm weit auseinander, Arme vom Körper weg, Handflächen zeigen nach oben. In der modifizierten Rückenlage unterstützt man den Kopf mit Kissen bzw. Nackenrolle (Halswirbelsäule nicht abknicken!), die Knie werden mit einer gerollten Decke oder einem Kissen unterlagert. Die Beine liegen hüftbreit auseinander, die Füße fallen locker nach außen.
3. Beim Schneidersitz oder Yoga-Sitz sitzt man mit gekreuzten Beinen, der Rücken ist gerade.

## Die Ruhetönung

Nachdem eine bequeme Sitz- oder Liegeposition eingenommen wurde, folgt eine Phase, die Ruhetönung genannt wird, in der Sie sich mental auf das Autogene Training einstimmen. Es ist gut, dabei die Augen zu schließen und nach und nach die Alltagsgedanken auszuschalten. Dies kann auch wieder über eine Formel geschehen, wie z. B. »Die Gedanken kommen und gehen.« Wenn Sie dies durchführen, werden die Gedanken mit einiger Übung zunehmend stiller. Diesen Satz mehrfach wiederholen.

## Die Zurücknahme

Im Autogenen Training wird mit Gedanken und Vorstellungen gearbeitet. Das hat auch körperlich (biochemische) Auswirkungen. Wenn Sie nach dem Autogenen Training nicht direkt schlafen möchten, ist eine Zurücknahme unbedingt notwendig. Die Rücknahme kann auf zwei Wegen erfolgen:

1. sanft: Diese Rücknahme geschieht sehr langsam, indem man sich reckt, streckt, anspannt und wieder entspannt, tief atmet, sich bewegt und die Augen langsam wieder öffnet.
2. energisch: Nach der Formel: Arme kräftig anwinkeln! Tief ein- und ausatmen! Und die Augen öffnen!

## Autogenes Training, die Grundstufe

Wähle immer die gleiche Formulierung und wiederhole sie jeweils dreimal:

1. Ruheübung: »Ich werde vollkommen ruhig.« – »Ich bin vollkommen ruhig.« – »Ganz ruhig.«
2. Schwereübung: »Der rechte (linke) Arm wird angenehm schwer.« –»Das rechte (linke) Bein ist ganz schwer.« – »Ich bin ganz schwer.«
3. Wärmeübung: »Der rechte (linke) Arm wird angenehm warm.« – »Das rechte (linke) Bein ist ganz warm.« – »Ich bin ganz warm.«
4. Atemübung: »Meine Atmung ist ganz ruhig.« – »Es atmet mich ganz ruhig.« – »Es atmet mich.«
5. Herzübung: »Mein Herz schlägt ruhig und zuverlässig.« – »Ruhig und gleichmäßig« – »Ruhig und gleichmäßig.«
6. Bauchübung: »Mein Sonnengeflecht wird strömend warm.« – »Mein Sonnengeflecht ist strömend warm.« – »Strömend warm.«

7. Kopfübung: »Meine Stirn wird angenehm kühl und frisch.« (Nicht bei Epilepsie und Migräne, sondern dann: »Meine Wangen sind angenehm warm.«)

Autogenes Training kann bei gesunden Menschen jederzeit eingesetzt werden. Bei manchen Krankheitsbildern sollte Autogenes Training allerdings nur nach Rücksprache mit Ärzten/Therapeuten einsetzen. Dazu gehören z. B. schwere psychische Störungen (klinische Depression, Wahnvorstellungen) oder neue körperliche Symptome. Bei Menschen mit Epilepsie und Migräne sollte die »Kopfkühlübung« vorsichtig eingesetzt werden, weil es zu einer Minderdurchblutung des Kopfes kommen kann. Auch bei Menschen mit Desorientierung, Abhängigkeitserkrankungen oder Asthma ist Autogenes Training nur bedingt möglich. Besondere Vorsicht gilt bei Menschen nach Herzoperationen, Herzinfarkten, mit Schrittmachern oder Herzfehlern.



### Anleitung fürs Autogene Training

- Lege Dich bequem hin und korrigiere noch einmal deine Lage.
- Atme tief ein und aus.
- Du darfst jetzt ganz bei dir sein und erlaube dir, jetzt nichts mehr leisten zu müssen.
- Geräusche, die du hörst, gehören einfach zum Leben dazu, sie kommen und gehen, so wie Gedanken kommen und wieder gehen können. Gedanken ziehen vorbei, wie Wolken am Himmel.
- Deine Beine liegen hüftbreit, deine Arme liegen locker neben deinem Körper, deine Achseln liegen frei, die Handflächen liegen locker zur Seite.
- Du kannst deine Knie beugen und die Fußsohlen auf den Boden setzen.
- Stell dir vor, wie du jetzt ruhiger und ruhiger wirst. Denke und spüre für dich: »Ich werde ganz ruhig« – »Ich werde ruhiger und ruhiger« – »Ich bin ganz ruhig, ganz ruhig.«
- Jetzt spüre deinen rechten Arm, gib einfach das Gewicht deines Armes an den Boden ab, spüre wie dein rechter Arm aufliegt und in deinem Tempo schwer wird.
- Spüre die Schwere des Armes und wiederhole dreimal geistig: »Der rechte Arm wird schwer. Der rechte Arm wird immer schwer. Der rechte Arm ist ganz schwer«.

- Jetzt spüre deinen linken Arm, gebe einfach das Gewicht deines Armes an den Boden ab, spüre wie dein linker Arm aufliegt und in deinem Tempo schwer wird.
- Spüre die Schwere des Armes und wiederhole dreimal geistig: »Der linke Arm wird schwer. Der linke Arm wird immer schwer. Der linke Arm ist ganz schwer«.
- Spüre jetzt, wie beide Arme aufliegen und wiederhole im Gedanken: »Beide Arme sind ganz schwer. Beide Arme sind ganz schwer. Beide Arme sind ganz schwer.«
- Spüre jetzt, wie das rechte Bein aufliegt und gebe einfach das Gewicht ab. Spüre dein Bein und stelle dir vor wie dein rechtes Bein schwerer und schwerer wird. »Das rechte Bein wird ganz schwer. Das rechte Bein wird immer schwerer. Das rechte Bein ist ganz schwer.«
- Jetzt spüre, wie das linke Bein aufliegt und gebe einfach das Gewicht ab. Spüre dein Bein und stelle dir vor wie dein linkes Bein schwerer und schwerer wird. »Das linke Bein wird ganz schwer. Das linke Bein wird immer schwerer. Das linke Bein ist ganz schwer.«
- Spüre jetzt, wie beide Beine auf dem Boden aufliegen. Spüre das Gewicht der Beine und wiederhole: »Beide Beine sind ganz schwer. Beide Beine sind ganz schwer. Beide Beine sind ganz schwer.«
- Spüre nun deinen ganzen Körper auf dem Boden. Spüre das Gewicht des Körpers und erlaube es dir weiter ruhiger und ruhiger zu werden, nimm wahr wie der Atem fließt.
- Richte deine Aufmerksamkeit wieder auf deinen rechten Arm. Stell dir vor, wie eine angenehme Wärme sich ausbreitet. »Der rechte Arm wird angenehm warm. Der rechte Arm wird wärmer und wärmer. Der rechte Arm ist warm.«
- Richte deine Aufmerksamkeit jetzt auf deinen linken Arm. Stell dir vor, wie eine angenehme Wärme sich ausbreitet. »Der linke Arm wird angenehm warm. Der linke Arm wird wärmer und wärmer. Der linke Arm ist warm.«
- Spüre jetzt beide Arme. »Beide Arme sind ganz warm. Beide Arme sind ganz warm. Beide Arme sind ganz warm. «

- Spüre jetzt, wie das rechte Bein aufliegt und wie sich eine angenehme Wärme ausbreitet. Spüre dein Bein und stelle dir vor wie dein rechtes Bein wärmer und wärmer wird. »Das rechte Bein wird angenehm warm. Das rechte Bein wird immer ärmer. Das rechte Bein ist ganz warm.«
- Spüre nun, dein linkes Bein und wie sich eine angenehme Wärme ausbreitet. Spüre dein Bein und stelle dir vor wie dein linkes Bein wärmer und wärmer wird. »Das linke Bein wird angenehm warm. Das linke Bein wird immer ärmer. Das linke Bein ist ganz warm.«
- Spüre jetzt beide Füße, beide Beine als Ganzes. »Beide Beine sind ganz warm. Beide Beine sind ganz warm. Beide Beine sind ganz warm.«
- Spüre jetzt deinen ganzen Körper als Ganzes gleichzeitig und sage die: »Ich bin ganz warm. Ich bin ganz warm. Ich bin ganz warm.«
- Bringe jetzt deine Aufmerksamkeit zur Atmung. Spüre, wie der Atem einströmt und ausströmt. Lasse den Atem kommen und gehen. Sage dir: »Es atmet mich ganz ruhig. Es atmet mich ganz ruhig. Es atmet mich ganz ruhig.«
- Nun richte deine Aufmerksamkeit zu deinem Herzen. Wiederhole: »Mein Herz schlägt ruhig und gleichmäßig. Mein Herz schlägt ruhig und gleichmäßig. Mein Herz schlägt ruhig und gleichmäßig.«
- Bringe jetzt die Aufmerksamkeit zu deinem Bauch zum Sonnengeflecht. Wiederhole: »Mein Sonnengeflecht wird strömend warm.« Wenn du willst, kannst du dir vorstellen wie Sonnenstrahlen den Bauch erwärmen. Wiederhole weiter: »Mein Sonnengeflecht strömend wärmer und wärmer. Mein Sonnengeflecht ist strömend warm.«
- Bringe jetzt die Aufmerksamkeit zu deiner Stirn. Spüre, wie die Stirn sich anfühlt. du kannst dir auch vorstellen, dass eine angenehme Brise die Stirn kühlt. Sage dir: »Meine Stirn ist angenehm kühl und frisch. Meine Stirn ist angenehm kühl und frisch. Meine Stirn ist angenehm kühl und frisch.«
- Spüre dich wieder als Ganzes. Nimm deine Ruhe wahr, deine Entspannung und stell dir vor wie du beim Einatmen frische Energie und Kraft aufnimmst und beim Ausatmen alles Belastende loslässt. So, richte deine Aufmerksamkeit immer mehr den Moment und den Raum. Werde wacher, voller Kraft und Energie. Dein Geist ist klar und frisch und deine Körperfunktionen gehen auf, für dich normale Werte.

Sollten Sie die Übung zum Einschlafen nutzen, suggerieren Sie sich Ruhe und einen erholsamen Schlaf.

Das Autogene Training besteht aus der Grund- und der Oberstufe. Die Oberstufe sollte erst dann durchgeführt werden, wenn die Grundstufe beherrscht wird. Die Oberstufe dient der »aufdeckenden« Selbsterkenntnis und sollte beim Einüben durch ausgebildete Trainer begleitet werden. Schon die Grundstufe hat aber oft eine verblüffende Wirkung, wie eine 43-jährige Fachkraft für Intensivpflege berichtet: *»Seit Jahren arbeite ich auf einer Intensivstation. Auch wenn ich mich auf meine Routine und auf meine Fachlichkeit verlassen kann, ist es teilweise sehr anstrengend. Ich liebe meinen Beruf und es ist immer wieder sehr kraftgebend zu erleben, wie die Patienten gestärkt in die Peripherie verlegt werden können. Leider ist das aber nicht immer so und die nahe Konfrontation mit dem Tod beschäftigt mich oft auch außerhalb meiner Dienstzeit. Wenn ich dann immer wieder einspringen muss – das ›Nein‹ sagen fällt mir oft schwer, die Patienten müssen versorgt werden – länger bleiben muss, hatte ich in der Vergangenheit Probleme beim Einschlafen. Das war dann ein negativer Kreislauf, ich war tagsüber weniger belastbar und konnte noch schlechter schlafen.*

*Meine Freundin überredete mich, mit ihr zum Autogenen Training zu gehen. Erst wollte ich nicht, ich dachte: ›So ein Blödsinn! Als Nächstes fange ich noch an, Socken zu stricken....‹ Ich, medizinisch ausgebildet und als sogenannter ›Kopfmensch‹ bezeichnet, sollte mich irgendwo hinlegen und dann auch noch entspannen! Meine Freundin blieb hartnäckig und ich bin ihr dafür sehr dankbar. Am Anfang hat es auch nicht sofort geklappt, ich blockierte mich selbst und musste lernen, wieder auf mich zu hören und mich selbst wahrzunehmen. Als ich dies jedoch zulassen konnte, lief es fast wie von selbst.*

*Mittlerweile brauche ich keinen Kurs mehr, das Training läuft quasi automatisch. Wenn ich einschlafen möchte, fange ich formelhaft an, die Regeln des Autogenen Trainings durchzugehen und – ehrlich – manchmal komme ich nur bis zu Wärme und bin eingeschlafen. Ich fühle mich tagsüber wacher und konzentrierter. Natürlich hat sich der Stress nicht verändert, aber mein Erleben und mein Umgang damit.«*

## Autogenes Training, die Oberstufe

Voraussetzung der Oberstufe ist die Beherrschung der Grundstufe. Bei der Oberstufe können tief verankerte Gefühle auftreten und ggf. an die Oberfläche kommen. In Nachbarländer ist die Oberstufe des Autogenen Trainings nur Therapeuten vorbehalten.



In der Oberstufe des Autogenen Trainings steht nicht die mentale Kontrolle des vegetativen Nervensystems im Mittelpunkt, sondern die Versenkung in einer Imagination. Das sind innere Bilder, in denen sich emotionale Zustände wie z. B. Stress, innere Anspannung, Angst, aber auch angenehme Zustände wie Entspanntheit oder innere Ruhe in symbolischer Form ausdrücken können. Das können z. B. Farben, Landschaften, Pflanzen, Tiere oder abstrakte Begriffe sein.

**Info**

Bei der Oberstufe stellen Sie sich gezielt Bilder und/oder selbst gewählte Situationen vor, um sich dort hinein zu versetzen. Weil vorher eine Entspannung eingetreten ist, erhalten Sie durch diese Übungen Möglichkeiten, neue Lösungen für persönliche Situationen zu finden. Die Selbsterkenntnis und das bewusste Reflexionsvermögen werden geschult.

Auch bei der Oberstufe gilt dreierlei:

1. eine korrekte Körperhaltung
2. eine Ruhetönung
3. eine Zurücknahme

**Übungsabfolge**
Eine einfache Übung der Oberstufe besteht darin, nach einer ersten Phase der Entspannung eine Farbe zu visualisieren. Dabei lassen Sie eine Farbe wie von selbst auftauchen und nehmen dann die Entwicklung meditativ vor Ihrem inneren Auge wahr. Andere Motive können eine Wiese sein oder ein Berg sein.

- Entspannung einleiten (wie in der Grundstufe)
- »Vor meinem inneren Auge stelle ich mir vor...«
  - »Die Ruhe wird tiefer und tiefer – die Farben und Bilder werden deutlicher – die Farben und Bilder stehen ganz klar vor mir.«
  - »Was sehe, höre, fühle, rieche, schmecke ich?«

Zurücknahme:

- »Die Farben und Bilder ziehen sich allmählich zurück...« – »Die Farben und Bilder werden undeutlicher...« – »Die Farben und Bilder sind jetzt ganz und gar verschwunden...« – »Alle Vitalwerte des Körpers gehen auf für ihn angenehme Werte zurück.«
- Recken – Strecken – Dehnen und laut und vernehmlich gähnen!

## Anleitung im Liegen

**Nach der Durchführung der Grundstufe:**

- Bleibe entspannt liegen. Korrigiere noch einmal, wenn du magst, deine Lage. Atme tief ein und aus. Der Atem fließt ruhig und gleichmäßig durch deinen Körper.
- Du bist ganz bei dir und du kannst es dir erlauben nichts mehr zu leisten.
- Geräusche gehören zum Leben dazu, sie sind jetzt völlig gleichgültig.
- Gedanken ziehen vorbei wie Wolken am Himmel. Lasse sie ziehen, sie sind jetzt völlig gleichgültig.

### Die Kraft der Farben

Rot:
- Angenehm: Stärke, Macht, Tatkraft, Leidenschaft, Sexualität, Liebe, Eroberung
- Unangenehm: Ärger, Impulsivität, Ungeduld, Einschüchterung, Gewalt, Rache

Gelb:
- Angenehm: Achtung, Helligkeit, Intelligenz, Freude, Organisation, Frühlingszeit, Sonne
- Unangenehm: Kritik, Faulheit, Zynismus, Falschheit

Blau:
- Angenehm: Ruhe, Akzeptanz, Geduld, Verständnis, Bequemlichkeit, Treue, Sicherheit, Männlich
- Unangenehm: Angst, Kälte, Passivität, Depression

Orange:
- Angenehm: Standhaftigkeit, Mut, Vertrauen, Freundlichkeit und Fröhlichkeit, Wärme, Aufregung, Energie
- Unangenehm: Unwissenheit, Unterlegenheit, Trägheit

Lila:
- Angenehm: Königlichkeit, Weltklugheit, Religion
- Unangenehm: Einengung

Rosa:
- Angenehm: Weich, Gesund, Kindlichkeit, Weiblichkeit
- Unangenehm: verzärtelt

Grün:
- Angenehm: Gesundheit, Nahrung, Natur, Hoffnung, Wachstum, Frische, Beruhigen, Reaktionsvermögen
- Unangenehm: Habsucht, Beengung, Eifersucht, Unordnung

Grau:
- Angenehm: Geschäft, Distinguiert
- Unangenehm: Trüb, Kalt

Schwarz:
- Angenehm: Dramatik, Klassik, Nobel, Ernst, Seriosität
- Unangenehm: Tod, Ignoranz, Kälte, Schuld, Böses

Weiß:
- Angenehm: Reinheit, Frische, Leichtigkeit, Sauberkeit, Güte
- Unangenehm: Distanz

### 5.5.3 Fantasiereisen

*»Die Vorstellungskraft ist der Anfang der Schöpfung.*
*Man stellt sich vor, was man will;*
*Man will, was man sich vorstellt;*
*und am Ende erschafft man, was man will.«*
*George Bernard Shaw*

Ihre Fantasie haben Sie immer bei sich. Entspannen Sie, indem Sie sich in die Welt der Fantasie begeben. Fantasie und Kreativität ist in jeden Menschen vorhanden. Unter Imagination versteht man die Fähigkeit des Vorstellungsvermögens. Bei den Fantasiereisen wird ein vorübergehender Zustand veränderter Aufmerksamkeit aktiviert. Während die körperlichen Funktionen reduziert werden und es zu einer Entspannung des Körpers kommt, werden die psychischen Funktionen aktiviert.

#### Exkurs: Milton Erickson

Milton Erickson wurde am 5. Dezember 1901 als zweites von neun Kindern der Eheleute Albert und Clara Erickson geboren. Gestorben ist er am 25. März 1980. Kurz nach Abschluss der Highschool erkrankte Erickson 1919 an Kinderlähmung. Er fiel ins Koma, und zunächst hatte es den Anschein, dass er die Krankheit nicht überleben würde. Drei Tage später kam er wieder zu Bewusstsein, vollkommen gelähmt. Tagein, tagaus saß er nun bewegungsunfähig in einem Schaukelstuhl am Fenster, während seine Familienangehörigen arbeiten gingen. An einem Tag vergaß die Familie, Milton mit seinem Schaukelstuhl ans Fenster zu schieben. Der intensive Wunsch, aus einem Fenster zu schauen, führte dazu, dass sich der Schaukelstuhl leicht bewegte. Milton erschreckte sich und griff dieses Erleben gedanklich auf. Dieses ideomotorische Erlebnis motivierte ihn, weiter zu üben. Durch weitere halluzinative Vorstellungen erreichte er es, dass seine gelähmten Muskeln wieder aktiviert wurden. Nach knapp einem Jahr hatte er es geschafft, konnte auf »Krücken« gehen und besuchte die Universität von Wisconsin. Entgegen dem ärztlichen Rat, sich auszuruhen, begab er sich jedoch auf einen inzwischen legendären 1200 Meilen langen Kanu-Trip auf dem

Mississippi. Dabei erreichte er wieder eine enorme körperliche Stärke. Zwei Jahre später konnte er wieder ohne Unterstützung gehen, lediglich ein Hinken auf der rechten Seite blieb.

Im zweiten Jahr auf der Universität kam Milton Erickson in den Kontakt mit der Hypnose. Er war fasziniert von den Möglichkeiten, übte unentwegt, erarbeitete unterschiedliche Techniken und erforschte die Einflussmöglichkeiten von Hypnose auf Menschen.

Die erlebte Bewusstlosigkeit, in die ihn die Kinderlähmung brachte, nannte er später den Beginn seines Interesses an Trance-Zuständen. 5

**Info**

Milton Erickson betont die positive Rolle des Unbewussten. Das Unbewusste ist für Erickson eine unerschöpfliche Fähigkeit zur kreativen Selbstheilung, von kaum genutzten Erfahrungen. Ericksons Ansatz hat zum Ziel, die durch starre Kontrolle und Denkmuster begrenzte Fähigkeit des Bewusstseins zu erweitern. Gleichzeitig wird es dem Bewusstsein ermöglicht, die unbewussten Selbstheilungskräfte und kreativen Ressourcen zu akzeptieren und zu integrieren.

Diese Fähigkeiten können bei Fantasiereisen genutzt werden, um positiv auf das Unbewusste zu wirken. Für Fantasiereisen wird das prozessorientierte Sprachmodell von Milton Erickson benutzt. Ob es Positiv- oder Negativsätze sind, unser Bewusstsein möchte das umsetzen, was ihm in Form von Bildern und Sätzen angeboten wird. Ob sie uns guttun oder nicht, kann es nicht entscheiden. Ebenso wenig kann es zwischen Vorstellung und Realität unterschieden. Dass ist dann Aufgabe unseren Bewusstsein.

**Übung**

### Die Zitrone

Hinweis: Bitte folgen Sie dieser gedanklichen Übung nur, wenn Sie keine Zitronen- bzw. Südfrüchteallergie haben!

- Schließen Sie Ihre Augen und stellen Sie sich vor: Sie stehen in Ihrer Küche und auf der Anrichte liegen Schneidebrett, Schneidemesser und eine frische, große, gelbe Zitrone. Nehmen Sie die Zitrone in die Hand, fühlen Sie sie und riechen Sie an ihr.
- Jetzt nehmen Sie das Schneidemesser in die Hand und schneiden die Zitrone ganz langsam durch. Die Zitrone ist so saftig-sauer, dass es beim Durchschneiden quietscht.
- Sie riechen diese saure Zitrone, nehmen jetzt eine Hälfte in die Hand, führen Sie langsam zum Mund und beißen genussvoll hinein, in die saure Zitrone!

Wenn Sie sich gedanklich auf die saure Zitrone eingelassen haben, müssten Sie jetzt Speichelfluss im Mund haben. Obwohl Sie also genau wissen, dass Sie nicht in der Küche standen, reicht die Vorstellung aus, bei Ihnen eine körperliche Reaktion auszulösen. Wichtig ist daher eine positive Wortwahl. Das gilt grundsätzlich, nicht nur bei Fantasiereisen. Mit der Wahl der Sprache öffnen Sie dem Unbewussten die Möglichkeit, frei zu wählen, selbst zu assoziieren und eigene Vorstellungen zu entwickeln.

### Anleitung zur Fantasiereise zum eigenen Wohlfühlort

Nimm im Liegen oder Sitzen eine für dich bequeme Haltung ein. Wenn du liegst, liegen die Füße locker auseinander, die Achseln liegen frei und die Handflächen zeigen nach oben. Falls du sitzt, stelle die Füße nebeneinander auf den Boden. Erlaube es dir jetzt, dich ganz bewusst zu entspannen. Beim Einatmen spürst du, wie deine Entspannung sich mehr und mehr ausbreitet.

Du kannst deine Entspannung noch weiter vertiefen, indem du dir jetzt einen Ort vorstellst, der für dich Ruhe und Wohlbefinden bedeutet. Es kann ein Ort in deiner Fantasie sein oder auch ein realer Ort, an dem du schon einmal warst und der dir vertraut ist. Auf jeden Fall ist es ein Ort, an dem du dich sicher und geborgen fühlst.

Lass deine Vorstellung davon immer konkreter werden und je tiefer du dich entspannst, desto klarer werden deine inneren Bilder. Je klarer du wahrstimmst desto tiefer entspannst du.

- Achte darauf, was es an diesem Ort zu sehen gibt: Farben und Formen, usw.
- Bist du allein dort oder mit anderen zusammen?
- Beobachte, was du an diesem Ort an schönen Dingen sehen kannst.
- Vielleicht nimmst du auch ganz bestimmte Geräusche oder Stimmen wahr, die die Ruhe und das Wohlbefinden in dir verstärken.
- Sind die Geräusche oder Stimmen leise oder laut, nah oder fern?
- Was auch immer du Angenehmes hörst, es führt dich noch tiefer in die Entspannung und in ein tiefes Wohlbefinden.
- Spüre, wie dein Körper sich anfühlt und gehe den angenehmen Empfindungen bewusst nach.
- Genieße das angenehme Gefühl der Ruhe und Entspannung, das sich in deinem Körper mehr und mehr ausbreitet.
- Achte darauf, wo du in deinem Körper dieses angenehme Gefühl der Ruhe am deutlichsten spürst und erlaube dir, dieses Gefühl noch intensiver zu spüren
- Gibt es auch etwas Besonderes zu riechen?
- Jeder Ort hat einen ganz bestimmten Geruch, wenn du bewusst darauf achtest.
- Vielleicht gehört auch ein ganz bestimmter Geschmack zu deinen Wohlfühlort?
- Nimm jetzt noch einmal mit all deinen Sinnen diesen Ort auf und genieße dieses tiefe Gefühl der Ruhe und Entspannung.
- Mache in Gedanken ein Foto von diesem Ort. Du kannst ihn immer aufsuchen, wenn es dir passend erscheint und du ein Wohlgefühl brauchst.
- Je öfter du ihn aufsuchst, umso schneller wirst du die Wirkung spüren. Bald brauchst du dich nur daran zu erinnern und ein angenehmes Gefühl der Ruhe und Geborgenheit stellt sich ein.

- Und während du den angenehmen Empfindungen noch einen Moment nachhängst, kommst du langsam, in deiner eigenen Geschwindigkeit hier zurück in den Raum.

### Anleitung zur Reglerübung

Bevor du die Übung durchführst, überlege kurz, was du statt des Gefühls, gestresst zu sein, fühlen möchtest? (Beispielhaft sei hier Gelassenheit genannt):

- Nimm im Liegen oder Sitzen eine für dich bequeme Haltung ein. Wenn du liegst, liegen die Füße locker auseinander, die Achseln liegen frei und die Handflächen zeigen nach oben. Falls du sitzt, stelle die Füße nebeneinander auf den Boden. Erlaube es dir jetzt ganz bewusst, dich zu entspannen. Beim Einatmen spürst du, wie deine Entspannung sich mehr und mehr ausbreitet.
- Du kannst deine Entspannung noch weiter vertiefen, indem du dir jetzt einen Ort vorstellst, der für dich Ruhe und Wohlbefinden bedeutet.
- Es kann ein Ort in deiner Fantasie sein oder auch ein Ort, an dem du schon einmal warst und der dir vertraut ist. Auf jeden Fall ist es ein Ort, an dem du dich sicher und geborgen fühlst.
- Lass deine Vorstellung davon immer konkreter werden und je tiefer du dich entspannst, desto klarer werden deine inneren Bilder. Je klarer du wahrstimmst desto tiefer entspannst du.
- Stell dir jetzt zwei Regler vor, vielleicht Regler, wie du sie an Heizungen siehst, um die Temperatur zu regeln. Wie sehen diese Regler aus? Auf den Reglern befinden sich Zahlen. Welche Farben haben die Regler? Wähle zwei unterschiedliche Farben. Welche Farben haben die Zahlen? Wie fühlt sich der Regler an? Ist er rau oder glatt?
- Jetzt stell dir vor deinem geistigen Auge den ersten Regler vor, wähle die passende Farbe für Stress aus. Stelle den Regler auf die Zahl, die für dich die Intensität deines Stresspegels ausmacht. (Beispielhaft nenne ich hier die Zahl 8). Fühle nochmals nach und korrigiere den Regler, wenn du magst.
- Jetzt stell dir vor deinem geistigen Auge den zweiten Regler vor, wähle die passende Farbe für Gelassenheit aus. Stelle den Regler auf die Zahl, die für dich die Intensität deines Gelassenheitspegels ausmacht. (Bei-

spielhaft nenne ich hier die Zahl 3). Fühle nochmals nach und korrigiere den Regler, wenn du magst.
- Jetzt stell dir im Geiste vor, wie du mit deinem eigenen Tempo den Stressregler langsam herunter drehst. Dein Atem fließt dabei ruhig und gleichmäßig und vertieft deine Ruhe und deine Vorstellungsgabe.
- Jetzt stell dir im Geiste vor, wie du mit deinem eigenen Tempo den Gelassenheitsregler langsam hoch regelst. Dein Atem fließt dabei ruhig und gleichmäßig und vertieft deine Ruhe und Vorstellungsgabe.
- So kannst du dir vorstellen, wie jetzt der Stressregler reduziert ist und der Gelassenheitsregler erhöht ist. Fühle jetzt die Intensität deiner Gelassenheit, vertiefe sie noch mehr. Nimm Sie mit alle deinen Sinnen wahr.
- So kannst du sie jederzeit nachregulieren.
- Jetzt atme tief ein und aus und komme mit deiner vollen Aufmerksamkeit wieder zurück. Recke und strecke dich und genieße das anhaltende Gefühl der Gelassenheit.



**Tipp**

Diese Fantasiereise können Sie beliebig variieren. Sie eignet sich für Situationen, in denen was auch immer kleiner werden und gleichzeitig etwas anderes größer werden soll.

### Anleitung Fantasiereisen zum Strand

- Lege oder setzte dich bequem hin, lass den Atem einfach fließen.
- Die Gedanken kommen und gehen, sie ziehen vorbei wie Wolken am Himmel.
- Triff jetzt die bewusste Entscheidung, dich immer tiefer und tiefer zu entspannen. Wenn du magst, schließe deine Augen.
- Stell dir jetzt vor, wie du an einer Strandpromenade stehst und langsam zum Wasser gehst. Stell dir vor, wie bei jedem Schritt in Richtung Wasser deine Entspannung tiefer und tiefer wird und sich gleichzeitig deine inneren Bilder weiter öffnen.

- Spüre den Sand unter deinen Füßen, die angenehme Wärme der auf deiner Haut, vielleicht auch einen leichten Wind. Was hörst du auf dem Weg zum Strand? Vielleicht Stimmen von Menschen, Kinderlachen oder Möwen in der Ferne, vielleicht aber auch nur eine Stille? Alles gehört einfach zum Leben dazu und unterstützt dich dabei, noch tiefer zu entspannen. Alles ist genau, wie es jetzt, in diesem Moment, am besten für dich ist.
- Nun bist du am Strand, am Wasser angekommen. Wie immer im Leben hast du die Wahl, so kannst du dich jetzt entscheiden, dich in den Sand zu legen oder zu setzen.
- Nimm den Sand bewusst wahr, seine angenehme Wärme und Form.
- Vielleicht möchtest du mit deinen Füßen im angenehmen warmen Wasser spielen. Bewege gedanklich sanft deine Füße und spüre, wie du mit jeder Bewegung noch intensiver in die tiefe Entspannung sinkst.
- Jetzt nimm nochmals bewusst die entspannende Wärme auf deinem Körper wahr, eine leichte Windbrise erhebt sich. Dieser leichte Wind unterstützt dich dabei, dass sich deine Gedanken weiter entspannen und deine inneren Bilder klarer werden.
- Schau dich weiter um. Was siehst Du? Die Farbe des Strandes, des Wassers und der Luft. Die sanften Wellen, die den Strand berühren.
- In der Ferne hörst du vielleicht die Möwen, die sanft am Himmel im Wind gleiten. So wie deine Entspannung einfach dahingleitet.
- Nimm den, für dich typischen Geruch des Strandes wahr. Vielleicht gibt es für dich auch einen passenden Geschmack. Alles, was du wahrnimmst, führt dich tiefer und tiefer in diese angenehme Entspannung, die sich mehr und mehr ausbreitet.
- Genieße deine Entspannung am Strand mit all deinen Sinnen, nimm dir so viel Zeit, wie du brauchst.
- Wenn du das Gefühl hast, entspannt zu sein, mache ein Foto von deinem inneren Bild, nimm dieses Foto mit und bewahre dir dieses angenehme tiefe Gefühl der Entspannung.
- Kehre nun in deinem Tempo um, gehe vom Strand wieder zurück zur Strandpromenande und werde mit jedem Schritt zur Promenade wieder wacher und klarer. Wenn du angekommen bist, bist du wach und klar im Gedanken.
- Recke und strecke dich jetzt, öffne deinen Augen. Du bist jetzt klar und frisch und fühlst dich entspannt und erholt.

**»Fantasiereisen gefallen mir am besten«**
Eine Auszubildende im 3. Ausbildungsjahr zur Altenpflegerin hat bereits gute Erfahrungen mit Fantasiereisen gemacht: *»Wir haben im 1. Ausbildungsjahr einen Tag ›Lernen lernen‹ gehabt, sprachen dabei über Lernmethoden, über schnelles Lesen und Entspannungsverfahren. Mir gefallen die Fantasiereisen am besten. Fantasie hatte ich schon immer! Als Kind war ich schon immer Super-Woman. Ich nutze diese Vorstellungsmöglichkeit nicht nur zum Entspannen, sondern ich stelle mir auch beim Lernen immer vor, wie mein ›Bibliothekar des Gehirns‹ mein Wissen richtig abspeichert. Kitschig? Nein, ich fühle mich beim Lernen sicher und habe keine Angst vor Klausuren.«*



### 5.5.4 Meditation

**Info**
Der Begriff »Mediation« kommt aus dem Lateinischen und bedeutet so viel wie »nach innen richten«. Meditative Verfahren haben ihren Ursprung in religiösen Übungen, die vor allem der Erweiterung des Bewusstseins dienen.

Es gibt unzählige Möglichkeiten zu meditieren, keine davon ist richtig oder falsch. Finden Sie auch hier Ihre persönlichen Vorlieben. Sie können im Sitzen, Liegen und Stehen meditieren oder auch bestimmte Bewegungen ausführen, die z. B. aus dem Yoga oder Qi Gong kommen können. In entspannter Haltung konzentrieren Sie sich auf Ihre Atmung. Meditation wirkt am besten, wenn Sie täglich üben. Schon täglich 5–10 Minuten können zur Entspannung, innerer Ruhe, geistiger Kraft und Ausgeglichenheit führen. Falls Sie es schaffen, können Sie die Dauer der Meditation täglich auf 20–30 Minuten steigern. Viele Menschen machen ihre tägliche Meditation zu einem unentbehrlichen Bestandteil des Lebens. Aber bedenken Sie immer: Entspannung soll Ihr Leben bereichern, nicht diktieren!

Die aufrechte, ggf. im Schneidersitz, Sitzhaltung kann zu Anfang als mühsam empfunden werden. Hier gilt: Erzwingen Sie nichts! Wenn es freisitzend nicht geht, dann lehnen Sie sich an.
Ein besonderes Meditationskissen, Meditationsdecke, Altar mit Kerze, Räucherstäbchen oder Aromalampen, spirituelle Bilder, Statuen, Pflanze oder Blumen helfen, eine starke geistige Schwingung zu schaffen und sich in die meditative Stimmung zu versetzen. Diese Äußerlichkeiten sollten jedoch nicht überbewertet werden. Die innere Haltung ist entscheidend.
Es ist in Ordnung, wenn am Anfang vermehrt Gedanken kommen. Stellen Sie sich vor, dass diese wie Wolken am Himmel weiterziehen. Es ist wie bei einem Elefanten, der einen Stab im Rüssel trägt. Der Stab, der gehalten wird, sorgt dafür, dass der Rüssel ruhig ist. Hätte der Elefant keinen Stab, würde sich der Rüssel hin und her bewegen und im schlimmsten Fall andere Elefanten oder Menschen verletzten.

So können Sie es mit Ihren Gedanken machen: Bewegen sich Ihre Gedanken hin und her, fixieren Sie sie. Was für den Elefant ein Stab im Rüssel ist, kann für Sie ein Mantra sein.

**Mantra**

Das berühmte »Om« ist für viele ein Begriff. Es ist eine Silbe des Sanskrit und steht für den Urklang, aus dem die Schöpfung entstanden ist. Die ständige Wiederholung einer Wortfolge dient der Konzentrationssteigerung (s. die Elefantengeschichte) und bewirkt eine energetische Öffnung. Dadurch kommen Sie in eine meditative Stimmung, ggf. in eine Trance.

Sie können die Trance durch eine visuelle Fixierung unterstützen: Zünden Sie eine Kerze an, falls Sie noch einen Duft einsetzen möchten, vielleicht eine Duftkerze Ihrer Wahl. Wenn Sie in der richtigen Position sind, treffen Sie Ihre bewusste Entscheidung, sich zu entspannen, fixieren Sie mit Ihrem Blick die Kerze und wiederholen Sie im inneren »Om«. Öffnen Sie sich einfach Ihren inneren Wahrnehmungen.

**Ziele der Meditation:** Es gibt viele unterschiedliche Formen der Meditation und ebenso viele Ziele, die durch das Üben angestrebt werden. Überlegen Sie sich, welche Ziele Sie haben. Dazu gehören, z. B. Reduzieren von Leistungsdruck, Reizüberflutung und Belastungen. Intensivieren können Sie Gelassenheit, Konzentration und vieles mehr.

**Kontraindikationen:**
- Psychotische Störungen mit Fremd- oder Eigengefährdung,
- Zwangssyndrome,
- Suizidalität,
- Borderline-Persönlichkeitsstörung,
- Abhängigkeitserkrankungen,
- Essstörungen,
- Hypochondrische Störungen.



### Exkurs: Wahrnehmungstraining

Sie können Ihre Wahrnehmung steigern. Achten Sie auf alles in Ihrer Umgebung, was sie sehen. Schenken Sie gerade den Details, die Sie sonst übergehen würden, Ihre ganze Aufmerksamkeit und schauen Sie genau hin: Was sehen Sie? Welche Farben nehmen Sie wahr? Schauen Sie nach Kontrasten und auch in die Ferne. Nehmen Sie sich Zeit, um Ihr Umfeld und Ihre Umgebung genau zu sehen.

Konzentrieren Sie sich nun auch auf alle Geräusche in Ihrer Umgebung und Nähe. Was können Sie akustisch wahrnehmen? Hören Sie genau auf alles, was Sie in Ihrem Umfeld hören, auch auf die leisen Geräusche. Gibt es Geräusche in der Ferne? Lassen Sie sich Zeit, um genau wahrzunehmen, was in Ihrer Umgebung für Geräusche existieren.
Nun achten Sie auf alle Dinge, die Sie spüren können. Schauen Sie in sich hinein. Welche Gefühle nehmen Sie wahr?

Nun breiten Sie Ihre Aufmerksamkeit auf Ihren Körper aus. Was können Sie spüren? Spüren Sie Wärme oder Kälte? Fühlen Sie in sich hinein – von Ihrem Kopf bis zu den Füßen. Was fühlen Sie auf Ihrer Haut? Können Sie einen Luftzug wahrnehmen? Nehmen Sie sich auch hier Zeit, um alles um sich herum und in sich genau wahrzunehmen.

Konzentrieren Sie sich nun auf die Gerüche um sie herum. Nehmen Sie alle Eindrücke wahr, die Sie riechen können. Definieren Sie die verschiedenen Gerüche.

**Morgenmeditation**

*»Noch hat der Tag nicht angefangen;*
*noch bin ich ganz mit mir allein.*
*Noch ist alles möglich.*
*Noch legt sich nicht der Schatten der Vernunft*
*auf die leuchtenden Visionen meiner Sehnsucht;*
*noch stutz kein ›Unmöglich‹ meinem Geist die Flügel.*
*Noch liegt der Tag ganz frisch und rein vor mir und ist mein eigen.*
*In der Freiheit meines Geistes kann ich erschaffen,*
*was zu erschaffen mir Freude macht,*
*unbelastet von den Gesetzen des Verstandes und der Welt.*
*Lasst mich diesen kostbaren Augenblick*
*Voller Ehrfurcht und Freude begehen.*
*Dies ist die Weihe des Tages, die Weihe meiner selbst,*
*eine Minute, eine Stunde, eine kleine Spanne Zeit,*
*gewidmet mir selbst, meiner Grenzenlosigkeit, meiner vollkommenen Freiheit.«**

* Nidiaye S (2006): Meditationen für den Morgen. Knaur, München.

## 5.5.5 Yoga Nidra

Yoga Nidra ist eine kraftvolle Methode, um sich bewusst zu entspannen, »... eine systematische Methode, um physische, mentale und emotionale Entspannung herbeizuführen. Der Begriff Yoga Nidra wird von zwei Sanskritwörtern abgeleitet: Yoga bedeutet Vereinigung oder auf einen Punkt gerichtet sein; Nidra bedeutet Schlaf. Während der Yoga Nidra Übung scheint man zu schlafen, auf einer tieferen Ebene jedoch Bewusstheit vorhanden.«[74] Zur Philosophie dieser Methode gehört der Gedanke, dass der Mensch unter drei Spannungsarten leidet: die körperliche, die emotionale und die mentale Verspannung.

### Anleitung zu Yoga Nidra

Die Übung kann im Stehen, Sitzen oder Liegen stattfinden. Wählen Sie die für Sie beste und möglichst bequemere Variante.

- Schließe deinen Augen und erlaube dir, dass sich dein Körper entspannen darf.
- Nimm alle Außengeräusche ohne Wertung wahr, sie gehören einfach zum Leben dazu.
- Atme tief ein und aus und stell dir vor, wie beim Ausatmen alle Anspannung aus deinem Körper fließt.
- Spüre alle Berührungspunkte deines Körpers, von oben nach unten, der Atem fließt dabei durch deinen Körper und führt zu einer zunehmenden Entspannung.
- Du beginnst mit deiner Wahrnehmung wieder am oberen Körper und gehst mit der Wahrnehmung der Berührungspunkte wieder durch den Körper.
- Du gehst so lange durch deinen Körper bis zu deinen Entspannungszustand erreicht hast.



## 5.6 Bewusst atmen

Kennen Sie Sätze wie »Mir bleibt die Luft weg.« oder »Ich komme noch nicht einmal zum Durchatmen«? Stress und Enge im Alltag kann die »Luft abschnüren«. Atmen und psychische Verfassung sind eng miteinander verbunden. Deshalb können Sie durch eine bewusste Atmung, die in erster Linie etwas Körperliches ist, einen positiven Einfluss auf Ihre Psyche nehmen.

[74] Vgl. Saraswati SS (2009): Yoga Nidra. Yoga Publications Trust, Köln.

### Tipp

Kommen Sie zur Ruhe! Legen Sie eine Hand auf Ihren Bauch und eine Hand auf Ihre Brust. Spüren Sie, wie der Atem fließt. Nehmen Sie jede Bewegung wahr, lassen Sie den Atem fließen. Dadurch finden Sie Ihren eigenen Atemrhythmus wieder.

## Singen Sie mal wieder!

Ob im Auto, unter der Dusche, allein oder im Chor – Lieder regt den Menschen dazu an, auszuatmen. So wird die Lunge vollständig von verbrauchter Luft befreit. Man kann nicht singen, ohne allmählich auszuatmen. Dabei kommt es zu feinen frischen unwillkürlichen Atemzügen.

Wirkliche Atemkontrolle bedeutet, dass Ausatmen gelernt wird, nicht Einatmen. Die Energie wird durch die normale Befreiung des Atems am besten erneuert, nicht durch gewaltsames Vollpumpen der Lungen mit Luft. So können Sie, bei großer physischer Anstrengung – wie dem Tragen einer schweren Tasche, schnellem Gehen, beim Umgraben des Gartens – eigene Kräfte durch Konzentration auf das langsame Ausströmen der Luft aus den Lungen holen.

Wenn Sie einmal die Grundgedanken des richtigen Atmens umsetzen, werden Sie auf vielerlei Art dafür belohnt. Die Treppe anstelle der Rolltreppe oder den Aufzug zu nutzen, ist ein guter Anfang. Die meisten Menschen tun dies gewöhnlich unter Keuchen und Stöhnen. Aber versuchen Sie bitte Folgendes: Wenn Sie die ersten zwei Stufen hinaufsteigen, halten Sie die Schulterblätter unten und atmen Sie ein. Bei den nächsten zwei Stufen atmen Sie aus. In diesem Rhythmus von zwei »ein« und zwei »aus« können Sie die ganzen Treppenstufen hinaufgehen und oben ankommen, ohne nach Luft zu schnappen.

Die Erklärung: Indem Sie während des Steigens Ihre Atmung rhythmisch beschleunigen, scheiden Sie eine große Menge von Kohlenstoff aus und führen dem Körper mehr Sauerstoff zu.

## Atemübungen

**Eine erste Übung:** Sie richten Ihre Aufmerksamkeit auf Ihren eigenen Atem. Sie folgen Ihrem Ein- und Ausatmen und spüren, wie sich die Bauchdecke hebt und senkt und wie die Luft durch die Nase ein- und ausströmt. Falls Ihre Aufmerksamkeit abschweift, nehmen Sie Ihre Gedanken wertfrei wahr und kehren zu Ihrem Atem zurück. Diese Übung kann nur wenige Minuten dauern und eignet sich besonders, um im Alltag innezuhalten. 5

### Tipp

Eine Atemübung kostet nicht viel Zeit und ist bei entsprechender Motivation auch in kurzen Pausen durchführbar. Wichtig ist, die Übung in den Alltag zu integrieren, wozu es einer regelmäßigen Anwendung bedarf.

**Eine weitere Atemübung** besteht darin, dass Sie sich vorstellen, durch das rechte Nasenloch einzuatmen und durch das linke Nasenloch auszuatmen. Beim Einatmen nehmen Sie frische Kraft und Energie auf und beim Ausatmen geben Sie alles Belastende einfach ab.

**Eine dritte Übung** können Sie wie folgt durchführen. Sie atmen ein und zählen dabei bis fünf und bis fünf wieder aus. Bei jedem Ein-und Ausatmen erhöhen Sie die Zahl.

- **Ein**: zwei – drei – vier – fünf/**Aus**: zwei – drei – vier – fünf
- **Ein**: zwei – drei – vier – fünf – sechs/**Aus**: zwei – drei – vier –fünf – sechs
- **Ein**: zwei – drei – vier- fünf – sechs – sieben/**Aus:** zwei – drei – vier – fünf – sechs – sieben
- usw.

## 5.7 Achtsamkeitsübungen

Achtsam zu sein heißt, in einer offenen, nicht wertenden Art bewusst zu erleben, was im Augenblick ist. Somit unterstützt Achtsamkeit Sie dabei, das aktuelle Geschehen zu fokussieren sowie selbstbestimmt mit eigenen Gedanken und Emotionen umzugehen. Es gibt eine Vielzahl verschiedener Achtsamkeitsübungen.

Und es kostet nicht viel Zeit: Von insgesamt 1440 Minuten des Tages investieren Sie gerade mal 5 Minuten für sich:

1. Richten Sie für eine Minute Ihre Aufmerksamkeit auf alles, was Sie sehen,
2. eine Minute konkret auf alles, was Sie hören,
3. eine Minute auf alles, was Sie fühlen,
4. eine Minute auf alles, was Sie riechen und
5. eine weitere Minute auf alles, was Sie schmecken.

Sie werden sehr schnell feststellen, dass diese Übung dazu führt, Ihre Aufmerksamkeit zu stärken und sich gleichzeitig zu entspannen. Weitere Achtsamkeitsübungen können beispielsweise das Schaffen von besonderen Wohlfühlangeboten sein, um bewusst mit allen Sinnen wahrzunehmen, wie bei den Fantasiereisen beschrieben.

### 5.7.1 Achtsamkeitsmeditation

*»Der Prozess beginnt mit einer Absicht. Fassen Sie zunächst einen Vorsatz. Finden Sie einen Grund, weshalb Sie in Achtsamkeit verweilen möchten.«*[75] Setzen Sie sich dazu gerade hin, die Füße nebeneinander, atmen Sie tief ein und aus und folgen Sie mit Ihren Gedanken Ihrem Atem.
Spüren Sie, wie sich Ihr Brustkorb ruhig und gleichmäßig hebt und senkt. Stellen Sie sich vor, wie Sie mit jedem Einatmen Ihren Körper mit frischer Kraft und Energie versorgen und beim Ausatmen alles loslassen, was Sie gerade loslassen möchten. Im Moment zählt nur der Augenblick.

---

[75] Vgl. Tan CM (2015): Search Inside Yourself: Optimiere dein Leben durch Achtsamkeit. Goldmann, München.

## 5.7.2 Weitere Achtsamkeitsübungen

- Spaziergänge, ganz besonders im Wald
  - Gehen Sie die Wege bewusst und nehmen Sie über Ihre fünf Sinne die Umgebung, wie oben geschrieben, wahr.
- Schaumbad
  - Wählen Sie, welches Bad Sie für sich benötigen, etwas Entspannendes, Beruhigendes oder Stimmungsaufhellendes? Es gibt eine Vielfalt von Badezusätzen.
    - Schalten Sie das Telefon und die Klingel aus.
    - Zelebrieren Sie bereits die Vorbereitung, lassen Sie genussvoll das Wasser ein, legen Sie alles bereit, was Sie benötigen, evtl. auch eine Gesichtsmaske.
    - Zünden Sie Kerzen an, nehmen Sie sich etwas zu trinken mit, schalten Sie Entspannungsmusik ein.
    - Lassen Sie sich ins Wasser gleiten, spüren Sie den Schaum auf Ihren Körper und genießen Sie den Moment – nichts ist mehr wichtig, nur Sie, nur der Augenblick.
- Wohlfühlduschen
  - Stellen Sie sich vor, wie Sie mit dem frischen Wasser neue Energie aufnehmen und mit dem Abflusswasser alles Belastende abgespült wird. Spüren Sie das energiebringende, angenehm warme Wasser auf Ihrer Haut und Ihr cremig-erfrischendes Duschgel.
  - Trocken Sie sich bewusst ab und cremen Sie sich, falls es entspannend sein soll, in Haarwuchsrichtung ein, soll es anregend sein, entgegen der Haarwuchsrichtung.
- Essen
  - Nehmen Sie ein Obststück und befühlen Sie dies intensiv, führen Sie es dann langsam zur Nase und riechen Sie daran. Wenn Sie den passenden Zeitpunkt haben, beißen Sie bitte genussvoll in die Frucht.
  - Lassen Sie den Geschmackszustand auf Ihrer Zunge zu.
  - Kauen Sie, vertiefen Sie sich in den Geschmack und verknüpfen Sie ihn möglicherweise mit früheren Erinnerungen oder auch ganz neuen Geschmackserlebnissen.
  - Atmen Sie tief durch und konzentrieren Sie sich auf den Geschmack, im Moment ist nichts wichtiger als der Genuss dieses Fruchtgeschmacks.

  - Schlucken Sie den ersten Bissen herunter, spüren Sie, wie das Obststückchen die Speiseröhre hinuntergleitet und schmecken Sie den Geschmack im Mund nach.
- Musik
  - Musik kann Emotionen auslösen und steuern.
  - Haben Sie eine Lieblingsmusik? Eine, die Sie entspannt und in guter Stimmung bringt?
  - Legen Sie die Musik auf, wann immer Sie sie brauchen. Oder singen Sie sie selbst. Laut oder im Gedanken.

**»Ich spüre das Wasser intensiver auf der Haut«**
*»Natürlich hatte ich keine Zeit für Entspannung und als ›Kopfmensch‹ konnte ich mir auch nicht vorstellen, mich fallen zu lassen«*, berichtete mir eine 28-jährige Pflegekraft. *»So sind alle typischen Angebote wie Autogenes Training und die Progressive Muskelrelaxation auch nichts für mich. Jedoch konnte ich eine andere Aufmerksamkeit für mich entwickeln, denn Duschen gehe ich jeden Tag, also konnte ich mich darauf einlassen, das bewusster zu tun. Ich spüre intensiver das Wasser auf meiner Haut, das Duschgel, den Duft und die Wärme. Dabei stelle ich mir vor, wie ich wieder Energie tanke und verlasse die Dusche frisch und kraftvoll.«*

### 5.7.3 Body-Scan

Beim Body-Scan gehen Sie gedanklich langsam durch Ihren Körper und spüren dabei die einzelnen Teile des Körpers. Nehmen Sie achtsam die einzelnen Bereiche des Körpers wahr und erlauben Sie sich, die Spannung loszulassen. Gehen Sie gedanklich – von Kopf bis Fuß – durch jeden einzelnen Körperteil.

**»Ich nutze meine Zeit jetzt bewusster«**
Vielleicht finden Sie sich auch in den Worten dieser Wohnbereichsleitung wieder: *»Ich sitze oft zwischen den Stühlen. Zum einen muss ich bestimmte Ziele erreichen und auf der anderen Seite erwarten meine Mitarbeiter auch sehr viel. Ich habe keine Zeit für großartige Entspannungsübungen. Schon der Gedanke,*

*ich müsste mich entspannen, bereitet mir Stress! Dann habe ich in einer Fortbildung etwas von ›Achtsamkeit unterwegs‹ gehört, mir ein Buch gekauft und die kleinen Aktivitäten des Tages, die sowieso stattfinden, wie z. B. das Duschen, neu für mich entdeckt. Es kostet keine zusätzliche Zeit, aber ich weiß sie jetzt anders zu nutzen – nämlich für mich, ganz bewusst.«*

## 5.8 Entspannungsverfahren mit Bewegung



Über Bewegungen können Sie Anspannungen abbauen, sie sozusagen »wegschütteln«:

- *»Stellen Sie sich fest auf den Boden, die Füße schulterbreit auseinander, und gehen Sie leicht in die Knie.*
- *Dann schütteln Sie Arme und Beine, Kopf und Schultern zehn Minuten lang aus.*
- *Lassen Sie alle Anspannungen der vergangenen Stunden einfach los, schütteln Sie sich frei.«*[76]

Anschließend lassen Sie Ihren Atem durch den Körper schließen.

### 5.8.1 Hatha-Yoga

Yoga ist Entspannung und Meditation in Bewegung. Yoga ist ein Wort aus der Sanskrit-Sprache, verwandt mit dem deutschen Wort »Joch« und bedeutete im alten Indien zunächst »Verbindung« oder »Lenkung«. »Asanas« bedeutet Sitzhaltung – »Pranayama« bedeutet Atemtechnik. Yoga-Übungen führen zur Rückgewinnung des inneren und äußeren Gleichgewichts. Höchste Ziele des Yoga sind Klarheit des Geistes und Selbstbestimmung sowie ein achtsamer Umgang mit sich selbst, den Mitmenschen und mit der natürlichen Umwelt.

[76] Geisselhart 2009

Hatha-Yoga ist in Deutschland am meisten bekannt. Es besteht aus einzelnen Stellungen des Körpers, der Kontrolle des Nervensystems und des Geistes sowie der Meditation. Es *»repräsentiert den physischen Aspekt des Yoga. Es dient der Ausbalancierung verschiedener Energieströme des Körpers.«*[77]

Im Video sehen und hören Sie eine einfache, effektive Yoga-Übung. Sie lädt zum Mitmachen ein (https://youtu.be/Fsq8Lorm8kw).

## 5.8.2 **Qi-Gong**

*»Qi-Gong ist eine Bewegungstechnik, die zum Ziel hat, durch methodisch fundierte Energiebewegung Gesundheit und Selbstentwicklung zu fördern. Meditative, d. h. langsame Bewegungsabläufe werden mit innerer Konzentration, bestimmten Atemtechniken, Handhaltungen (Mudras) und Mantras (heilenden Lauten) kombiniert.«*[78] Die Vielfältigkeit des Qi-Gongs lässt sich in ihrer Ganzheitlichkeit gar nicht erfassen. Der Begriff Qi-Gong wurde in den 1950-er Jahren in China bekannt. Die Silbe »Qi« findet vielfältige Verwendung, in der chinesischen Sprache wird sie mit »Atem« oder »Energie« übersetzt. Die traditionelle chinesische Medizin (TCM) postuliert, dass Energie in einem Netz von Meridianen im Körper fließt und alles im Körper verbindet. »Gong« bedeutet so viel wie die Fähigkeit, das Qi bearbeiten zu können.

Üben Sie kontinuierlich Qi-Gong, werden Sie merken, dass Sie Ihr Wohlbefinden steigern und Ihr Stressempfinden regulieren können. Zwei der bekannten Qi-Gong-Formen sind das Ba Duan Jin (acht Brokate) und die fünf Elemente.

---

[77] Vgl. Unbekannt (2005): Yoga – der sanfte Weg. Area, Erftstadt.

[78] Vgl. Jiang MC, Jiang XL (2006). Chan Mi Qi Gong – Durch einen gestärkten Rücken zu innerer Harmonie. Haug, Stuttgart.

## Acht Brokate

Der Großmeister Shi Yan Liang erklärt und zeigt die acht Brokate (https://www.youtube.com/watch?v=wCLeTiTbn5o).



- Heben Sie Ihre Arme nach oben, die Fingerspitzen berühren sich mit den Handflächen nach oben. »Die Hände tragen den Himmel, um die inneren Organe zu pflegen.«
- Die Beine sind in einer Stellung gegrätscht, so als würden Sie sich auf einen Bogen setzten. Der Kopf ist nach vorne gerichtet, in Ihren Händen halten Sie einen imaginären gespannten Bogen, mit der Spitze nach links und nach rechts zeigend. »Mit dem Bogen nach links und rechts schießen, um die Leber und die Lunge zu pflegen.«
- Der rechte Arm zeigt nach oben, die Handfläche ist nach oben gerichtet, der andere Arm ist hinter dem Rücken nach unten gestreckt, die Handfläche zeigt nach unten. Arme abwechseln. »Den Himmel stützen und die Erde stemmen, um die Milz und den Magen zu pflegen.«
- Geradestehen, die Arme sind nach unten gestreckt und die Handflächen zeigen nach vorn. Sie schauen langsam wechselnd über Ihre rechte Schulter und dann über die linke Schulter. »Nach hinten sehen, um die fünf Müdigkeiten und die sieben Verletzungen zu erholen.«
- Gehen Sie wieder in die Hocke und bewegen Sie Ihren Kopf hin und her sowie Ihren Hinterteil gleichfalls hin und her. »Den Kopf und den Schwanz hin und her schwingen, um das Herzfeuer zu löschen.«
- Beugen Sie sich nach vorn und umfassen Sie mit Ihren Händen Ihre Füße. »Mit zwei Händen die Füße greifen, um die Nieren und die Taille zu stärken.«
- Ihre Beine stehen hüftbreit auseinander, die Knie sind leicht eingewinkelt. Sie bilden mit beiden Händen eine Faust, eine Hand ist gebeugt am Körper die andere nach vorne gerichtet. Führen Sie so abwechselnd langsame Bewegungen wie beim Schattenboxen durch. »Die Faust stoßen und mit den Augen sehen, um das Qi und die Kraft zu vermehren.

- Stellen Sie sich geradehin und schütteln Sie sich. »Den Rücken siebenmal rütteln, um die hundert Krankheiten zu vernichten.«

Eine 47-jährige Betreuungsassistentin berichtete mir: *»Ich bin noch nicht lange in dem Beruf. Als vor ein paar Jahren Qi-Gong in Mode war, nahm ich mal an einem Kurs teil. Jetzt als Betreuungsassistentin, erinnerte ich mich wieder daran und habe ein paar Übungen davon mit meinen Bewohnern durchgeführt. Seitdem mache ich jeden Abend drei Übungen vor dem Schlafengehen, das ist ein Ritual geworden wie das Zähneputzen.«*

## Die fünf Elemente

Der Ursprung der fünf Elemente liegt in Beobachtungen der Natur. Die Basis ist die Idee, dass der Mensch in Harmonie mit der Natur leben sollte und kann. Jedem einzelnen Element sind Merkmale zugeordnet.

**Die fünf Elemente**

Der Qi-Gong-Lehrer Cornelius Hennings stellt die fünf Elemente vor und erklärt darauf bezogen das Prinzip der fünf Wandlungsphasen (https://www.youtube.com/watch?v=JZoP7nZ-Wbc).

Zuordnung zu den Meridianen:

- Holz: Leber und Gallenblase
- Feuer: Herz und Dünndarm, Kreislauf
- Erde: Magen und Milz
- Metall: Lunge und Dickdarm
- Wasser: Niere und Blase

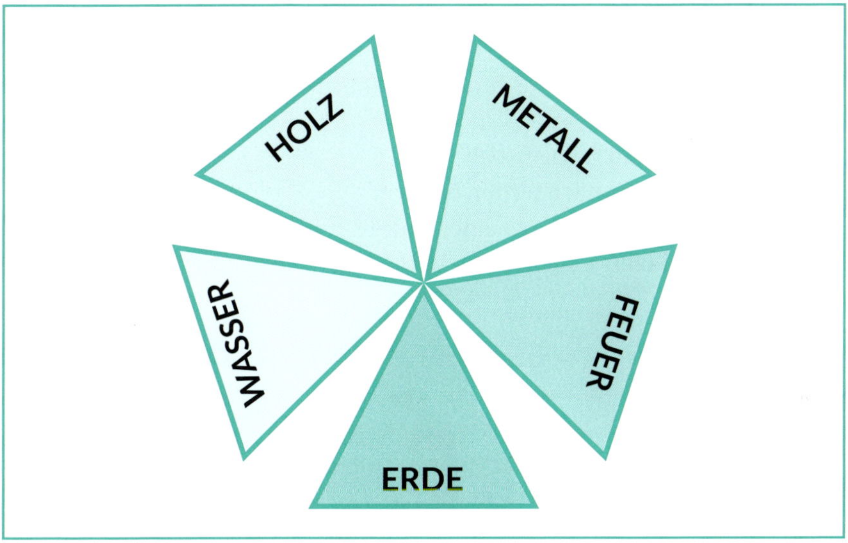


Abb. 7: Die fünf Elemente.



Arbeiten Sie mit Ihrem Qi, dann arbeiten Sie mit Ihrer Lebensenergie. Sie sollte im Fließen und im Einklang sein. Alltagsübungen des Qi-Gongs eignen sich besonders für Übungen »zwischendurch«.

### Qi-Gong beim Treppensteigen

*»Auf einer Treppenstufe stehend lassen wir die Fersen frei hängen und setzen den vorderen Teil des Fußes fest auf die Stufe auf. Beim Einatmen heben wir die Fersen, beim Ausatmen senken wir die Fersen wieder. Wichtig ist, sich dabei gut festzuhalten.*

*Wir stellen uns auf den ganzen Fuß und schließen die Beine, wobei die Knie das Zentrum bilden. Wir spannen und pressen die Beine aneinander. Dadurch werden die Beine gestärkt, die Durchblutung der Beine angeregt und Ödeme in den unteren Extremitäten beseitigt.«*[79]

[79] Vgl. Wan-Chung C (oJ). Alltags-Oi-Gong: Wege zur Gesundheit und Harmonie. Books on Demand, Norderstedt.

### 5.8.3 Die Fünf Tibeter

Die Fünf Tibeter bestehen aus fünf Bewegungsübungen:

1. Stehen und drehen.
2. Liegen – Kopf und Beine heben.
3. Knien – behutsam nach hinten beugen.
4. Aufrecht sitzen – Körper zu einer Brücke anheben.
5. Liegen, aufstützen – Becken hochheben.[80]

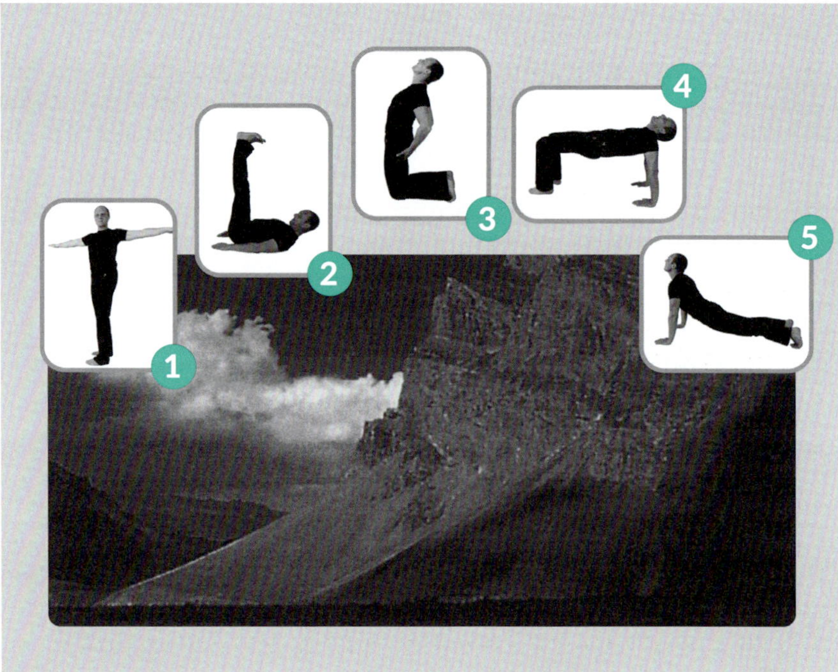


Abb. 8: Die fünf Tibeter, v. l. n. r.: ① »Drehen, wie sich die Erde dreht…« ② »Die Fußsohlen der Sonne entgegen…« ③ »Horizonte erweitern, Herzen öffnen…« ④ »Brücken in innere und äußere Welten…« ⑤ »Himmel und Erde verbinden…« (© Ulrich Landsherr)

[80] Vgl. Kelder P (1997): Die fünf Tibeter. Fischer, Frankfurt.

Abbildung 8 wurde mir freundlicherweise von der Zentrale Fünf »Tibeter«® Zentrale (www.fuenf-tibeter.org) zur Verfügung gestellt. Sie zeigt Ihnen die Bewegungsabläufe, ersetzt jedoch grundsätzlich keinen Trainer.

### 5.8.4 Pilates

Joseph Pilates (1880–1967) litt an vielen Krankheiten, Asthma, Rachitis und Rheuma. Er probierte selbst viele Sport- und Entspannungsangebote aus und suchte nach einer Methode diese beiden Bereiche zu einem Gesundheitsprogramm zu vereinen. Das Ergebnis ist bekannt, durch ein regelmäßiges Pilates-Training können Sie eine körperliche und geistige Fitness erzielen.



Die Prinzipien der Methode:
1. Konzentration – bewusste Bewegung
2. Atmung
3. Kontrolle – langsame, kontrollierte Bewegungen
4. Zentrierung – auf den Körpermittelpunkt
5. Bewegungsfluss und Genauigkeit – exakte Ausführung

## 5.9 Mandala

Lassen Sie Ihren Geist mit Mandalas wandern. Mandalas sind mehr als »nur« das Ausmalen von »Bildchen«.[81] Ein Mandala ist ein gemaltes oder gelegtes Bild, das aus den geometrischen Formen Kreis, Viereck oder Dreieck gestaltet wurde. Das Wort »Mandala« bedeutet so viel wie »Kreis« und bezeichnet ein kreisförmiges Gebilde mit einem Zentrum, das ursprünglich im religiösen Kontext verwendet wurde.

[81] Vgl. Moss R (2010): Das Mandala des Lebens. Goldmann, München.

Überlegen Sie kurz: Wo im Leben haben Sie es mit Kreisen zu tun? Im Alltag sind Sie von vielen natürlichen Mandalas umgeben. Sie werden diese immer bewusster wahrnehmen, dazu gehören z. B. runde Kirchenbilder, Zwiebeln, Baumstämme.

In vielen Religionen, vor allem im Hinduismus und Buddhismus, hat das Mandala eine ganz besondere Bedeutung: Es stellt den Kosmos, die Unendlichkeit des Weltraums, dar. Es wird in religiösen Handlungen und für die Sammlung des Geistes in der Meditation verwendet. In den westlichen Kulturkreis fanden Mandals sie nicht zuletzt durch den Psychoanalytiker C. G. Jung Eingang, der bei seiner Arbeit mit Patienten feststellte, dass das Ausmalen vorgegebener Mandalas seelisch eine heilende Wirkung entfalten kann.

### Wirkung

Das Ausmalen oder Legen von Mandalas eignet sich ideal als Entspannungsmöglichkeit. Diese besondere Wirkung des Mandalas auf Geist und Seele beruht auf der Technik des Malens/Legens einerseits und den Motiven der kreisförmigen Mandalas, in denen alles auf eine Mitte zustrebt. Die zerstreuten Kräfte werden dadurch gesammelt, seelische Blockaden aufgelöst und die innere Anspannung lässt nach. Das bedeutet das, dass das Malen oder Legen von Mandalas Sie dabei unterstützt, Ihren Stresspegel zu reduzieren.

### Kontraindikationen

Vorsicht ist geboten

- bei akuten psychotischen Zuständen und
- Suizidgefährdung.

### Material

**Mandala-Malen:**

- eine Mandala-Vorlage und ggf. eine rutschfeste Malunterlage,
- ggf. einen dicken und einen dünnen schwarzen Filzstift für die Konturen,
- wahlweise möglichst viele verschiedenfarbige Holzmalstifte, Ölkreide, bunte Filzstifte, Wachsmalkreide oder Deck- oder Aquarellfarben.

**Mandala-Legen:**
Eine Unterlage zum Legen, eventuell ein helles Tuch. Verschiedene Materialien zum Legen können sein:

- Steine,
- Blüten,
- Blätter,
- Federn,
- Usw.

Anschließend werden die Materialien wieder zusammengelegt.



## Anleitung fürs Mandala-Malen bzw. -Legen

Hier ist der »Weg das Ziel.« Das Ausmalen eines Mandalas kann begleitend zu Entspannungsmusik erfolgen. Um die Wirkung zu vertiefen, bieten sich auch Meditationen an, die beim Ausmalen durchgeführt werden, an.

Ziehen Sie sich an einen ruhigen Ort zurück. Nehmen Sie sich genug Zeit, um das Mandala zu vollenden.

**Material**
Aus einer größeren Auswahl Mandalas wählt Sie dasjenige aus, dass Ihnen am besten gefällt.

Dann gibt es zwei Möglichkeiten:

1. Es kann hilfreich sein, dass Sie sich während des Mandala-Malens/Legens ein Problem vergegenwärtigen, das für Sie im Moment wichtig ist. Es ist möglich, dass sich das dazugehörige Gefühl während des Malens umwandelt und auflöst. (Keine Therapie!)
2. Sie können aber auch das Mandala ganz bewusst als Möglichkeit der Entspannung gestalten. Wählen Sie vor dem Malen die passenden Farben aus.

**Info**

Beim Mandala-Malen/Legen geht es nicht darum, ein Kunstwerk zu schaffen, sondern ganz allein darum der Fantasie und Intuition freien Lauf zu lassen.

Behalten Sie beim Malen/Legen immer die einmal gewählte Richtung unbedingt bei. Sei es von außen nach innen – dies wirkt zentrierend – oder von innen nach außen – dies wirkt öffnend und weitend –, denn das Mandala wirkt, wie beschrieben, ordnend auf die Psyche.

### Mandala bewahren

Sie können sich auf unterschiedlicher Weise an Ihren Mandalas erfreuen – seien Sie kreativ. Sie können sie in der Wohnung aufhängen – an die Kühlschranktür oder eingerahmt an die Wand. Fertigen Sie für sich doch mal ein Mandala Album an. Vielleicht können Sie auf der Rückseite kurz Ihre Gedanken zusammenfassen.

Sie können Ihre Mandalas auch einscannen. Daraus entstehen unendliche Möglichkeiten der Darstellung, im digitalen Bilderrahmen, als Kalender, Grußkarten und vieles mehr. Bitte vergessen Sie dabei aber nicht den tieferen Sinn der Mandalas.

**»Mandala – auch wenn die Kollegen lächeln«**

Eine 54-jährige Betreuungsassistentin berichtete mir, dass sie anfangs von ihren Kollegen belächelt wurde, wenn sie nur das Wort »Mandala« sagte. *»Aber ich habe mit Mandalas sehr beruhigende Erfahrungen gemacht. Das Ausmalen hilft mir, meine Gedanken zu fokussieren. Ich muss mit dem Bus zur Arbeit fahren, in meiner Handtasche habe ich einen kleinen Mandalablock und Buntstifte. So kann ich, wenn ich »runterschalten« möchte, im Bus ein Mandala ausmalen.«*

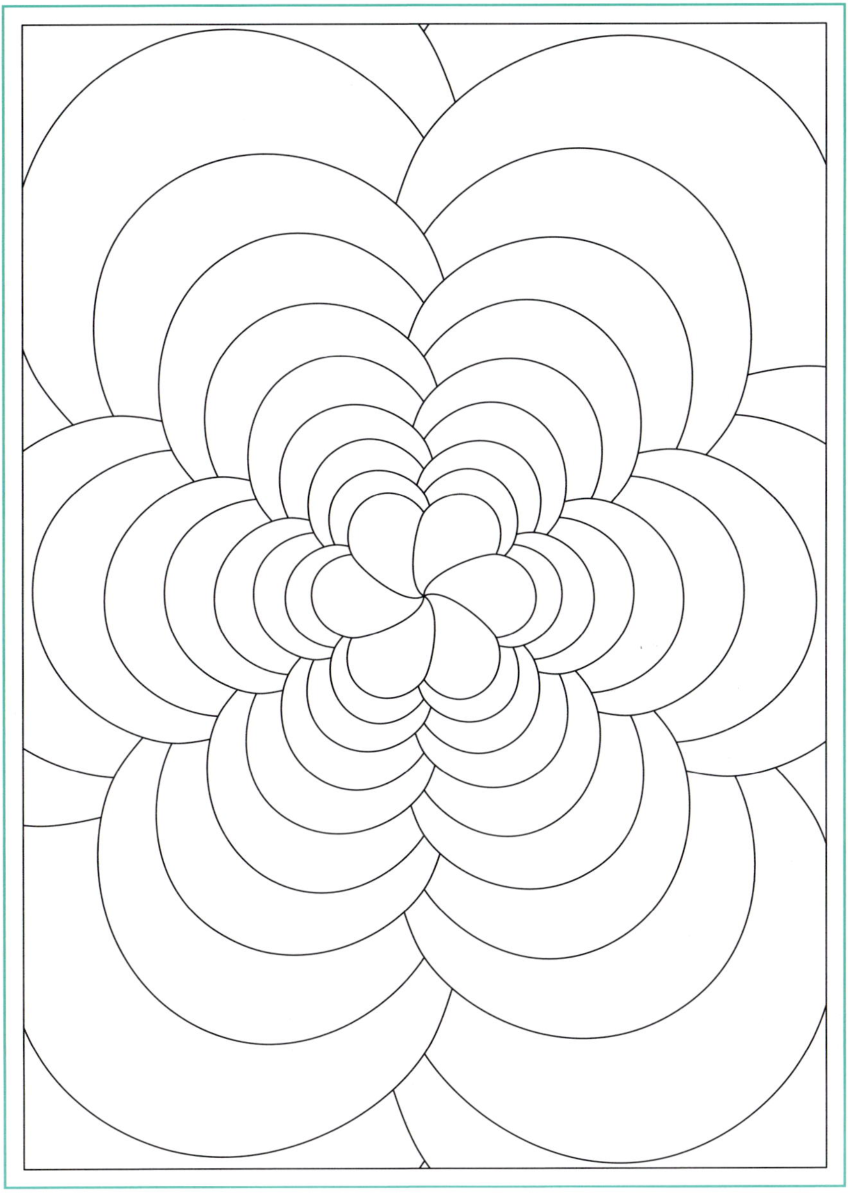

Abb. 9: Ausmalvorlage für ein Mandala

## 5.10 Für die schnelle Entspannung zwischendurch

In diesem Kapitel finden Sie Methoden für kurze, schnelle Entspannungen zwischendurch.

### 5.10.1 Klopfen Sie den Stress ab

Stellen Sie sich, Füße hüftbreit, gerade hin und lockern Sie Ihren Körper. Dann klopfen Sie sich mit den Fingerspitzen oder den flachen Händen von oben (Kopf) nach unten (Füße) ab. Wiederholen Sie es, solange Sie möchten.

### 5.10.2 Aktivieren Sie die Thymusdrüse

Die Thymusdrüse befindet sich mittig unterhalb des Halses und oberhalb der Brust. Wenn Sie diese Stelle mit zwei Fingern beklopfen und sich dabei eine positive Affination vorstellen, wie z. B. »Ich bin gerade konzentriert« stehen Ihnen diese Fähigkeiten zur Verfügung.

### 5.10.3 Progressive Muskelrelaxation im Stehen

Lesen Sie sich vorher bitte den Bereich Progressive Muskelrelaxation (▶ Kap. 5.5.1) durch. Dies ist eine altbekannte, sehr effektive Übung zur Körperentspannung.

- Atmen Sie im Stehen ein, heben Sie die Schultern dabei langsam bis zu den Ohren an.
- Im Ausatmen lassen Sie die Schultern wieder langsam in die Ausgangsposition absinken. Wiederholen Sie die Übung.
- Lassen Sie Ihre rechte Schulter kreisen (vorwärts und rückwärts). Machen Sie dasselbe mit der linken Schulter.
- Lassen Sie beide Schultern gleichzeitig nach vorn kreisen.
- Lassen Sie sie in die andere Richtung kreisen.

- Entspannen Sie Ihre Nackenmuskeln: Lassen Sie den Kopf langsam nach vorn sinken, bis das Kinn die Brust berührt. Richten Sie den Kopf wieder auf.
- Mit gelockerter Nacken- und Schulterpartie stehen Sie nun ruhig und entspannt und atmen tief ein und aus.
- Zum Schluss stellen Sie sich noch vor, wie Sie beim Einatmen frische Energie aufnehmen und beim Ausatmen alles Belastende abgeben.

## 5.11 Beruhigende Massagen



Aus dem Bereich der Basalen Stimulation® ist bekannt, dass ein Ausstreichen des Körpers in Haarwuchsrichtung eine beruhigende Wirkung zeigt und entgegen der Haarwuchsrichtung anregend wirkt. Wie oft haben Sie dieses Wissen bereits bei Ihren Pflegebedürftigen erfolgreich angewendet? Wieso nicht auch bei sich selbst? Elke Telco beschreibt eine Selbstmassage bei Erschöpfungszuständen wie folgt:

**Allgemeines**

- »Setzen Sie sich auf einen Hocker, der Rücken ist gerade, die Füße hüftbreit auseinandergestellt.
- Sorgen Sie für Ruhe und Ungestörtheit.
- Halten Sie das Massageöl griffbereit.

**Technik**

- Sie arbeiten mit flächigen Handausstreichungen, Fingerspitzenkreisungen und Einhandknetungen.
- Ihre warmen flachen Hände legen Sie nebeneinander über das ganze Gesicht. Atmen Sie ruhig und gleichmäßig. Genießen Sie Sie angenehme, sanfte Dunkelheit und die wohltuende Wärme Ihrer Hände.
- Streichen Sie nun mit beiden Händen von der Mitte der Stirn gleichzeitig zu beiden Ohren hin und verfahren Sie auf den Wangenknochen ebenso.
- Wiederholen Sie die Technik am Unterkiefer.
- Massieren Sie den Nacken mit den Fingerspitzen beider Hände oder jeweils nur mit einer Hand kreisförmig von der Mitte ausgehend zu den Seiten.

- Umfassen Sie mit der rechten Hand den Trapezmuskel der linken Schulter und kneten Sie ihn.
- Wiederholen Sie dies auf der anderen Seite.
- Legen Sie zum Abschluss beide Hände übereinander auf das Brustbein. Spüre Sie die Wärme der Hände und leiten Sie den Atem zu den Händen.«[82]

## 5.12 Lachen Sie doch mal!

Sie kennen bestimmt den Satz: »Humor ist, wenn man trotzdem lacht« oder »Lachen ist gesund«. Beides stimmt, denn beim Lachen werden viele verschiedene Aktivitäten im Körper ausgelöst, die Blutzirkulation wird angeregt und Lachen macht schön (im Inneren wie im Äußeren). Lächeln Sie, auch wenn Sie allein sind. Machen Sie sich eine Liste mit Ihren lustigen Erlebnissen, schauen Sie sich lustige Filme an und alles Andere, was Sie zum Lachen bringt. Oder besuchen Sie doch einfach mal einen Lach-Yoga-Kurs.

Auch wenn es sonderbar klingt, Lach-Yoga wirkt!
(https://www.youtube.com/watch?v=zZx4CBaf8Zc)

**»Lachen befreit«**
Eine 31-jährige Verwaltungsangestellte lernte das Lachen wieder neu: *»Ich sitze an der Rezeption und ich mag es, Kontakt zu vielen verschiedenen Menschentypen zu haben, aber manchmal vergeht mir das Lachen. Entschuldigung, aber es ist die Wahrheit. Ich lache aber sehr gern, und eine Kollegin schenkte mir einen Gutschein für eine Stunde Lach-Yoga. Ehrlich gesagt bin ich nur hingegangen, weil ich sie nicht vor den Kopf stoßen wollte. Ich kam mir auch erst sehr doof vor, aber nicht lange und ich musste einfach mitlachen. Ich war schon lange nicht mehr so befreit.«*

---

[82] Vgl. Teloo E (2008): Massage: 50 Praxiskarten für Entspannung und Wohlbefinden. Hugendubel, München.

## 5.13 Spielen Sie wieder

*»Positive Emotionen mit hoher Energie, wie zum Beispiel Freude, wecken im Menschen den Spieltrieb – und das ist in grundlegender Weise damit verbunden, körperliche Ressourcen aufzubauen.«*[83]

Spielen Sie mal wieder, mit Ihrer Familie, mit Freunden. Einfache Gesellschaftsspiele oder auch Spiele, die Ihre absolute Konzentration fordern, z. B. Schach.



## 5.14 Bewegen Sie sich

Viele Menschen entspannen durch Bewegung. Wenn Ihre Gedanken einfach abschweifen und sich dadurch wie neu strukturieren. Dazu gehören sportliche Tätigkeiten ebenso wie Spaziergänge mit dem Hund. Wichtig ist die innere Haltung dazu, gehen Sie mit dem Hund spazieren, weil Sie es müssen oder weil Sie mit Ihrem geliebten Vierbeiner gerne spazieren gehen?

Falls Sie etwas mehr Sport mögen, fahren Sie Fahrrad, gehen Sie walken oder joggen. Allein oder in einer Gruppe. Alles was tun, sollten Sie für sich umsetzen und es sollte Spaß und Freude bereiten. Bei Gruppenaktivitäten und als Mitglied eines Vereins achten Sie auf sich, dass nicht noch zusätzliche Aufgaben überfüllen. Sonst kann es passieren, dass Sie mal eben schnell noch Kassenwart werden oder die nächste Vereinszeitung planen.

Zum Auftanken von Energie bieten sich kinesiologische Übungen an. Sie sind einfach und ohne Hilfsmittel durchzuführen. Bei regelmäßiger Anwendung können sie sehr vitalisierend wirken. *»Kinesiologie ist die Lehre von der Bewegung. Ohne Bewegung gäbe es kein Leben.«*[84] Sie benötigen für diese gezielten Übungen wenig Zeit und sie sind auch zwischendurch möglich. Eine einfache Übung, um die Konzentration zu steigern, besteht darin,

---

[83] Vgl. Seligman ME (2002): Der Glücksfaktor: Warum Optimisten länger leben. Bastei Lübbe, Köln.

[84] Vgl. Da Silva K, Rydl DR (2000): Energie durch Bewegung. Droemersche Verlagsanstalt, München.

dass Sie sich an beide Ohren fassen und die Außenmuschel von oben nach unten massieren und am Ende an den Ohrläppchen ziehen, ca. 10-mal wiederholen.

**Ein kleines Beispiel für Bewegung**
Bewegung kann so einfach sein!
(https://www.youtube.com/watch?v=WrT36n8upHg)

### 5.14.1 Feldenkrais

Feldenkrais bringt es auf den Punkt: »Beweglicher Körper – wacher Geist« Der Physiker Moshé Feldenkrais entwickelte die Methode zur Bewusstheit durch Beweglichkeit. Die Anleitung sollte durch erfahrene Trainer stattfinden. Erkannt werden die eigenen Gewohnheiten der Bewegungsabläufe, um sie dann zu verändern bzw. zu erweitern.

**Übung**

**Falten Sie einfach Ihre Hände**
Es gibt Menschen, die haben den linken Daumen oben liegen und es gibt Menschen, die haben den rechten Daumen oben. Es gibt kein »richtig oder falsch«. Wechseln Sie jetzt einfach mal den Daumen. Der linke oder der rechte Daumen wird nach oben gelegt. Für die meisten Menschen fühlt sich das sehr fremd an. Machen Sie das aber immer wieder, sind in Folge beide Bewegungsabläufe für Sie völlig vertraut.

**»Die Übungen reduzieren meinen Schmerz«**
Ein 61-jähriger Altenpfleger, der an Rückenschmerzen leidet, hat positive Erfahrungen mit Feldenkrais-Übungen gemacht: *»Mein Rücken ist ziemlich lädiert und manche Bewegungen fallen mir immer schwerer. Als ich merkte, dass ich immer mehr Analgetika nahm, empfahl mir ein Arzt, dringend Alternativen zu finden. So kam ich zu den Bewegungsübungen von Feldenkrais. Sie heilen zwar meinen Rücken nicht, aber die Übungen reduzieren meinen Schmerz, führen zu mehr Beweglichkeit und für meinen Kopf sind sie auch gut.«*



## 5.15 Heute schon getrommelt!

Wie passen »Krach machen« und Entspannung zusammen? Sehr gut. Durch rhythmische Bewegungen und Töne können Sie in eine sehr tiefe Trance geraten. Das Angebot ist sehr vielfältig und lässt viele Möglichkeiten zu.

**»Das führt zu einer fokussierten Konzentration«**
Dorit Thelen, eine erfahrene Trommlerin und Trainerin, berichtet: »Ich spiele mit der afrikanischen Trommel, mit der Djembe. Die Hände, rechte Hand und linke Hand, werden unterschiedlich eingesetzt oder zusammen, verschiedene Rhythmen werden gespielt. Das führt zu einer fokussierten Konzentration. Allein die Bewegung lenkt schon davon ab, was jemand vom Tag mitbringt. Als nächstes ist da die erforderliche Motorik, die für viele am Anfang erst nicht zu übernehmen ist. Jedoch entwickelt sich bei einer regelmäßigen Anwendung ein Fluss des Ganzen, der Körper verändert sich, es ist so, »als würden meine Zellen tanzen, vibrieren, es ist reine Lebensfreude, der Kopf ist wieder frei.« Was weiterhin zur Entspannung beiträgt, ist die Energie einer Gruppe. Wird in einer Gruppe gespielt und der Rhythmus läuft, entsteht eine Energie, so dass man von der Gruppe getragen wird. »Das vergisst du alles.« Es ist eine Energie, die berauscht. Im Rahmen der Selbstfürsorge, auch innerhalb der Familie, ist es ein sehr schönes Angebot, mit Familienmitgliedern zu spielen. Das Instrument kann frei nach Gefühl gespielt werden oder unter Anleitung mit Trainer.«

Auch viele Tiere lassen sich vom Rhythmus der Trommeln tragen. Wenn Sie eine Katze oder einen Hund haben, dann achten Sie mal darauf, wie sie reagieren, wenn Sie trommeln...

**Trommeln Sie sich doch frei...**
Auch viele Tiere lassen sich vom Rhythmus der Trommeln tragen. Wenn Sie eine Katze oder einen Hund haben, dann achten Sie mal darauf, wie sie reagieren, wenn Sie trommeln...
(https://afrikatage-duesseldorf.com/b-in-motion/)

## 5.16 Nutzen Sie die Kraft der Düfte

Kurt Nübling beginnt sein Buch zum Thema Aromatherapie mit den Worten »Düfte sind die Hotline zu unseren Emotionen und beeinflussen unser Wohlbefinden.«[85] Düfte sind die direkte Verbindung zum limbischen System. Sie lösen oft sehr weit zurückliegende Gefühle und Erinnerungen aus. Wenn Sie Zimt riechen, woran denken Sie?

Der erste Hirnnerv »Olfaktorius« ist der Riechnerv und leitet Geruchsreize über die Nasenschleimhaut direkt zum limbischen System. *»Ätherische Öle sind hochkonzentrierte und komplexe Pflanzenextrakte, die durch Wasserdampfdestillation, Schalenpressung oder Extraktion gewonnen werden. Sie werden ätherisch genannt, weil sie sich schnell verflüchtigen. Sie sind die Sprache, mit der die Pflanze kommuniziert, sich vor ihren Feinden schützt oder nützliche Insekten anlockt. Ätherische Öle bestehen materiell aus biochemischen Inhaltsstoffen, die Experten Hinweise auf die Wirkung des jeweiligen ätherischen Öls geben. Ätherische Öle wirken auf Körper, Geist und Seele – also ganzheitlich auf den gesamten*

[85] Vgl. Nübling K (2014): Aromatherapie für Einsteiger. Koha Kompakt, Burgrain.

*Menschen. Sie fördern die Gesundheit, reduzieren die Bakterienkonzentration der Raumluft, machen sich positiv im Immunsystem bemerkbar und wirken antiviral, bakterizid sowie pilztötend. Von Bedeutung ist auch, mit welcher Absicht und mit welchem Vertrauen man die ätherischen Öle anwendet.«*[86]

Weniger ist mehr! Achten Sie auf Empfindlichkeit und direkter Hautkontakt!



Entspannend und krampflösend wirken die Düfte wie Anis, Fenchel, Johanniskraut, Kamille, Kreuzkümmel, Lavendel, Majoran, Melisse.

Erdend und stabilisierend wirken Düfte wie Angelikawurzel, Galbanum, Karottensamen, Myrrhe, Zeder.[87]

**Tipp**

Der Mund-Nasen-Schutz wird Sie noch lange begleiten. Haben Sie einen angenehmen Lieblingsduft? Träufelnd Sie sich davon etwas auf Ihre Maske, bitte ohne direkten Hautkontakt zu bekommen.

### 5.16.1 Genussinstruktion »Duft-Erlebnis-Rausch«

- Nehmen Sie sich bitte z. B. ein Blütenblatt, schauen Sie es sich an und stellen Sie sich darauf ein, dass Sie gleich den Duft dieser Blüte einatmen werden.
- Führen Sie die Blüte an Ihre Nase und nehmen Sie in Ruhe den Duft auf.

---

86 Ebd.

87 Vgl. Ingrid WF (2009): Der neue Duftführer. Wollner, Görisried.

- Lassen Sie sich ganz auf den Duft ein und nehmen Sie in Ruhe den Duft auf.
- Lassen Sie sich ganz auf den Duft ein und variieren Sie die Intensität durch Abstand oder vielleicht reiben Sie auch das Blatt so, dass es Ihnen angenehm ist.
- Lassen Sie Gedanken, Empfindungen und Erfahrungen zu.
- Welche Intensität ist gut für Sie?
- Schließen Sie die Augen, vielleicht entstehen in Ihnen Bilder zu diesem Geruch.
- Welche Gefühle und Bilder entstehen in Ihnen?
- Mit jedem weiteren Atemzug nehmen Sie so viel Duftintensität in sich auf, wie für Sie gut ist.

## 5.17 Netzwerken tut gut!

*»Helfende und unterstützende Interaktionen mit anderen Menschen sind eine wichtige Grundlage für die körperliche und seelische Gesundheit eines Menschen – vor allem in belastenden Situationen.«*[88] Die Familie, Freude und/oder Bekannte können Kraft, Energie, Selbstvertrauen, Sicherheit und vieles mehr geben. Achten Sie jedoch darauf, dass nicht auch noch im privaten Bereich die beruflichen Themen überhand gewinnen. Soziale Netzwerke können nach Laireiter[89] in vier Dimensionen unterschieden werden:

- strukturelle Dimension, d. h. wie groß ist Ihr Netzwerk,
- interaktionale Dimension, d. h. wie häufig finden Kontakte statt,
- inhaltlich-funktionale Dimension, d. h. Inhalte des Austauschs,
- evaluative Dimension, d. h. wie wichtig sind die Interaktionen.

Alle Dimensionen sind für ein stabiles, stützendes Netzwerk von Bedeutung. Je stärker die Unterstützung umso größer ist der positive Einfluss auf das Gesundheitsverhalten, Wohlbefinden, physische Gesundheit sowie die Erholung von Belastungen und/oder Krankheiten. Netzwerke können für

[88] Vgl. Daniel S (2013): Praxisfelder der Gesundheitspsychologie. SRH; Riedlingen.
[89] Vgl. Laireter A (1993): Soziales Netzwerk und soziale Unterstützung. Huber, Bern.

viele Menschen einen Akku zum Aufladen ihrer Kräfte und Energien sein. Da jede Medaille immer zwei Seiten hat, kann eine fehlende Unterstützung dazu führen, dass es Menschen schlecht geht.

»Soziale Unterminierung (oder Untergrabung) beschreibt soziale Interaktionen, die, im Gegensatz zur sozialen Unterstützung, darauf abzielen, die Probleme oder den Zustand eines anderen zu verschlimmern. Unterminierung ist durch drei Elemente[90] gekennzeichnet:

1. Negative Bewertung von Aktivitäten, Anstrengungen oder Eigenschaften einer Person
2. Negativer Affekt im Umgang mit dieser Person
3. Das Verhalten des Interaktionspartners hindert die Person daran, Ziele zu erreichen.



Diese Sichtweise können Sie in ein Team übertragen. Machen Sie sich bewusst, wie wichtig es ist, einem guten, funktionierenden Team anzugehören. Belastungen werden in einem Team, in dem sich alle einander zugehörig fühlen, anders erlebt als in einem Team, welches nicht wertschätzend miteinander umgeht bzw. in dem das Gefühl besteht, nicht zu diesem Team zu gehören.

---

[90] Vgl. Daniel 2013

# 6 Die Verhältnisprävention

Manchmal müssen nicht Sie, sondern die Verhältnisse sich ändern! Stress kann zu unnötigen Belastungen und Erkrankungen führen. Jede Einrichtung, jede Führungskraft, tut also gut daran, sich um die Verhältnisprävention (▶ Kap. 4.1) zu kümmern, also die speziellen Stressoren in der Einrichtung zu analysieren.

## 6.1 Verringern Sie Stressoren

Die im Folgenden beschriebenen Maßnahmen können Stressoren in der Langzeitpflege verringern. Besonders bedeutsame Stressoren sind der Zeitdruck bzw. die Arbeitsmenge. Durch die Identifizierung von Ansätzen zur Verbesserung und Senkung dieser Stressoren können die Mitarbeiter*innen wieder das Gefühl entwickeln, selbst Einfluss nehmen zu können und nicht »ausgeliefert« zu sein. Das bedeutet, dass es zur Unterstützung der Selbstwirksamkeitserwartung (▶ Kap. 2) stärkend wirken kann, positive Erfahrungen in der eigenen Arbeit und den jeweiligen Aufgaben zu finden. Führungskräfte können dies unterstützen, indem sie die Mitarbeiter*innen gezielt nach ihren Stärken einsetzen. Eigene Erfahrungen können positiv gestärkt werden.

Weiterhin gehören zur Selbstwirksamkeitserfahrung stellvertretende Erfahrungen. So kann es bestärkend und motivierend wirken, andere Kolleg*innen zu sehen, die bestimmte Aufgaben gut und erfolgreich bewerkstelligen können. Ebenso unterstützend sind verbale Verstärker (▶ Kap. 2). Führungskräfte unterschätzen oft die Wirkung von lobenden Worten, wenn sie angebracht sind. Fehlende Anerkennung kann sehr demotivierend sein, vor allem, wenn der/die Mitarbeiter*in das Gefühl hat, »wieder alles getan zu haben«, aber nicht entsprechend gewürdigt zu werden. Ebenfalls demotivierend ist es, wenn sich die Rückmeldung zur Arbeitsleistung nur an nicht erledigten Aufgaben orientiert, aber nie an dem, was alles getan wurde. Regelmäßige Schulungen von Führungskräften sollten daher an erster Stelle der Verhältnisprävention stehen.

**»Stärken stärken ist sinnvoller als ständig zu zeigen, was nicht geleistet wird«**

Ein 49-jähriger Einrichtungsleiter hat für sich das richtige Maß gefunden: *»Wenn ich zwei Dinge gelernt habe, dann Gelassenheit für mich und Wertschätzung den Mitarbeiter*innen gegenüber. War nicht immer einfach, dennoch ist es der Königsweg. Es gibt Mitarbeiter*innen, denen reicht es, eine »gesunde« Form von Wertschätzung zu bekommen und Mitarbeiter*innen, die Wertschätzung brauchen wie ein trockner Schwamm das Wasser. Jahrelange Berufserfahrung und viele Fortbildungen haben mich zu der Erkenntnis gebracht, dass ich als Leitung ein »Chamäleon« bin. Das heißt, ich muss mich meinen Mitarbeiter*innen anpassen und sie in ihren Stärken formen.*

6

*Stärken zu stärken ist sinnvoller als ständig zu zeigen, was nicht geleitstet wurde. Das demotiviert nur, die Mitarbeiter*innen und auch mich. Daher versuche ich, positive Erlebnisse zu fokussieren. Falls es möglich ist, bekommen neue Mitarbeiter*innen einen »Paten« zur Orientierung an ihre Seite. So haben sie die Chance, von den »alten« Hasen zu lernen und gleichzeitig haben die »alten« Hasen die Möglichkeit, sich zu zeigen und von den neuen Mitarbeiter*innen reflektiert zu werden. Ich weiß, der Alltag holt auch mich immer wieder ein, aber ich bleibe bei meiner Strategie. Meine Mitarbeiter*innen sind mein Potenziale.«*

## 6.2 Passen Sie das Qualitätsmanagement an

Eine gute Verhältnisprävention kann eine Anpassung des Qualitätsmanagements nötig machen. Nehmen wir nur das Beschwerdemanagement: Jedes Qualitätsmanagement in der stationären Langzeitpflege verfügt über Formulare zum Erfassen von Beschwerden. Das Beschwerdemanagement hat dabei das Ziel und Potenzial, aus den Rückmeldungen Verbesserungen abzuleiten. Trotz des positiven Grundgedankens hat es aber einen kritisierenden Charakter und lenkt die Aufmerksamkeit ausschließlich auf negative Rückmeldungen. Unter dem großen Fokus der Verhältnisprävention sieht ein Beschwerdemanagement anders aus: Es enthält z. B. die Möglichkeit, positive Rückmeldungen, von Bewohner*innen und/oder Angehörigen ebenfalls schriftlich zu erfassen. So macht es Leistungen in der Pflege und Betreuung sichtbar und kann ein Qualitätsmerkmal darstellen.

Auch Übergaben und/oder andere Meetings, wie etwa Leitungszirkel, lassen sich inhaltlich anders organisieren. So könnten z. B. die Treffen mit der Standardfrage »Was war heute gut?« eröffnet werden.

**»Es ist eine Dauerbaustelle«**

Veränderungen brauchen Zeit! Das ist auch die Erfahrung einer 35-jährigen Qualitätsbeauftragten: *»Ich besuche gerne Fortbildungen, auch zum Aufmerksamkeitstraining. Ich glaube, das gehört zum modernen Leben dazu. Deshalb möchte ich dies auch den Mitarbeiter*innen unserer Einrichtungen anbieten. Leider werden diese Angebote bis jetzt nur recht schleppend genutzt. Aber in kleinen Schritten erreiche ich bestimmt Veränderungen. Die Wahrnehmung zu verändern, ist eine »Dauerbaustelle«, irgendwie geht Meckern halt schneller. Aber bei jedem ausgefüllten Kritikbogen versuche ich, die Information zu erkennen, die mir einen Hinweise darauf, unsere Qualität zu stärken.«*

## 6.3 Achten Sie auf adäquate Arbeitsumgebung

Zu den Maßnahmen, die der Verbesserung der Arbeitsumgebung dienen, gehören z. B. die Reduzierung von Lärm- oder Schmutzbelastungen sowie gute Arbeitsmittel und eine ergonomische Gestaltung von Arbeitsplätzen. Konkret bedeutet das, passende Maßnahmen für unterschiedliche herausfordernde Situationen zu finden, z. B. wenn ein Bewohner über lange Zeit wiederholt »Hallo« ruft, aber auch für korrekte Hygienemaßnahmen beim Umgang mit Fäkalien zu sorgen.

In stationären Einrichtungen wird zunehmend auf die computergestützte Dokumentation gesetzt, die eine entsprechende Ausstattung mit Geräten erfordert und eine ergonomische Gestaltung der Dienstzimmer und Büros.

Maßnahmen, die direkt an den Arbeitsaufgaben ansetzen, sind z. B. die Erhöhung des Kontrollspielraums des Einzelnen oder die Möglichkeit zu flexibleren Arbeits- und Pausenzeiten. Mitarbeiter*innen können bei der Gestaltung des Dienstplans mit einbezogen werden. Das Team kann gemeinsam den Dienstplan vorplanen, der dann entsprechend angepasst wird.



*»Jede Anstrengung für eine verlässliche und längerfristige Dienstplanung und gute Arbeitsbedingungen lohnt sich, denn zufriedene Mitarbeitende leisten mehr, werden seltener krank, sind die allerbesten Werbeträger der Einrichtungen und senken insgesamt die Kosten.«**

* Müller H (2021): Arbeitszeit und Dienstplangestaltung in der Pflege. Hannover, Schlütersche, S. 91

Was die oft beklagten fehlenden Pausenmöglichkeiten angeht, kann im Rahmen der Organisation darauf geachtet werden, dass Pausen über die komplette Arbeitszeit verteilt werden und auch einzeln stattfinden können.

Zur »Kür« gehören dann auch Angebote zur Förderung eines gesundheitsbewussten Verhaltens, z. B. einer ausgewogenen Ernährung, die der Arbeitgeber über das Kantinenangebot regeln kann, oder die Möglichkeit, in den Wohnbereichen Wasser und Obst zur Verfügung zu stellen.

Innerhalb des betrieblichen Gesundheitsmanagements sollten Maßnahmen der Verhältnisprävention mit verhaltensorientierten Maßnahmen (▶ Kap. 4.2) kombiniert werden. Ohne anhaltende Veränderungsprozesse der Arbeitsbedingungen werden veränderte Denk- und Verhaltensweisen der Pflegenden und Betreuenden kaum über eine kurzfristige Reduzierung von Belastungssymptomen hinausgehen.* Besonders wirksam sind diese Maßnahmen, wenn die Mitarbeiter*innen selbst aktiv an den Veränderungen der Arbeitsbedingungen mitwirken können.

* Vgl. Karim 2015

## 6.4 Gestalten Sie Übergaben, Besprechungen und Fallbesprechungen effizienter

Zeit ist eine wichtige Ressource und es besteht oft der dringende Wunsch, Zeit »managen« zu wollen. Dies ist ein eigentlich unerfüllbarer Wunsch, denn 60 Minuten sind und bleiben 60 Minuten. Allerdings können die Inhalte der zur Verfügung stehenden Zeit gemanaged und zielorientiert gesteuert werden. Dies gilt auch für die häufigsten »Zeitvernichter« wie Übergaben, Besprechungen und Fallbesprechungen.

Zu Beginn von Übergaben und Besprechungen fehlt immer wieder ein konzentrierter Start, fehlende wichtige Informationen erzeugen kontinuierlich Stress. Daher sollte Konzentration fokussiert und gebündelt werden. Starten Sie z. B. doch mal mit einer kurzen Geschichte. Das Buch von Jorge Bucay[91] »Komm, ich erzähl dir eine Geschichte« bietet viele Kurzgeschichten. Die anschließende Übergabe/Besprechung wird dann gebündelter und effektiver.

[91] Bucay J (2005): Komm, ich erzähl dir eine Geschichte. Ammann, Zürich.

Eine weitere Stressquelle sind ineffektive Fallbesprechungen. Vor allem, wenn ein und derselbe Fall immer wieder besprochen wird, ohne dass konkrete Maßnahmen besprochen bzw. umgesetzt werden. Dabei ist unumstritten, dass eben diese konkreten Maßnahmen zur zielorientierten Veränderung führen und infolgedessen das Stresserleben bei allen Beteiligten reduzieren.

Bündeln Sie daher die wichtigen Informationen und fixieren Sie Ergebnisse konkret (und schriftlich). Benutzen Sie dazu ein Flipchart-Papier. Oben notieren Sie den ehemaligen Beruf, Alter und Familienstand, also wichtige biografische Informationen des Pflegebedürftigen. Nun teilen Sie das Papier durch einen Strich in eine rechte und linke Seite. Links steht die zu besprechende Situation und rechts erfassen Sie die Einflussfaktoren. Am Ende notieren Sie konkrete Maßnahmen, die alle zum Team gehörigen Mitarbeiter*innen umsetzen und die nach 14 Tagen überprüft werden. Der Einzige, der von diesen Maßnahmen abweichen darf, ist der betroffene pflegebedürftige Mensch.



**Info**

*»Ganz nebenbei ist die Kollegiale Fallberatung eine ökonomisch ressourcenschonende und niederschwellige Beratungsmethode und wirkt als innerbetriebliche Weiterbildung. Für die Pflegenden bedeutet dies konkret, dass während einer oder mehrerer Kollegialen Fallberatungen belastende Situationen und Probleme reflektiert und gezielt aufgearbeitet werden können.«**

* Kriesten U (2020): Kollegiale Fallberatung. Schlütersche, Hannover, S. 26

## 6.5 Ernährungsmanagement für alle

Wenn es Ihnen schlecht gehen soll, müssen Sie lediglich einen Zeitschriftenladen betreten und Ihre Blicke ausgiebig über die Titelblätter der Regenbogenpresse schweifen lassen. Ach, die Reichen und Schönen! Eine schlanker und schöner als die andere und natürlich forever young. Und selbstverständlich finden sich immer wieder die heißesten Trends für eine moderne, gesunde Ernährung.

Natürlich ist eine gesunde Ernährung erstrebenswert und Übergewicht kann zu Krankheiten führen. Aber tatsächlich sind wir den ganzen Tag von Nahrung umgeben: schnell erreichbar, süß, fett und salzig – die »kleine« Belohnung für einen Tag voller Stress... Allerdings ist das ganz und gar nicht das, was die deutsche Gesellschaft für Ernährung (DGE) empfiehlt[92]:

- vielseitiges und abwechslungsreiches Essen,
- möglichst viel (vollwertige) Getreideprodukte und Kartoffeln,
- fünf Portionen Obst und Gemüse täglich,
- täglich Milch und Milchprodukte,
- einmal wöchentlich Fisch, Fleisch und/oder Wurstwaren,
- Eier, Fett, fettreiche Lebensmittel, Zucker und Salz in Maßen,
- reichlich Flüssigkeit
- schmackhaft und schonend zubereitete Nahrung,
- sich Zeit nehmen und das Essen genießen,
- aufs Gewicht achten und sich bewegen

*»Die Empfehlung der DGE geht auch dahin, kein Nahrungsmittel absolut zu vermeiden. Man ist sich einig, dass die Ausgewogenheit und Vielfalt der Ernährung die wichtigsten Faktoren einer gesunden Ernährung darstellen.«*[93] Doch mit einer guten Ernährung tun Sie noch mehr, Sie können Stress reduzieren, indem Sie auf Nahrungsmittel achten, die stressmindernde Nährstoffe[94] enthalten:

---

[92] https://www.dge.de
[93] Vgl. Daniel 2014
[94] Vgl. Geisselhart 2009

- **Kalium** fördert die geregelte Funktion der Nerven; es findet sich u. a. in Orangen, Aprikosen, Getreide, Nüssen, Gemüse, Geflügel, Milch und Käse.
- **B-Vitamine** unterstützen die Widerstandsfähigkeit gegen Angstzustände, Stimmungsschwankungen und Reizbarkeit; sie sind u. a. in Fisch, Avocados und Kartoffeln enthalten.
- **Vitamin B1 (Thiamin)** mindert Depressionen; es kommt u. a. in Reis, Bohnen, Sonnenblumenkernen und Getreide vor.
- **Magnesium** sorgt für den allgemeinen Schutz des Körpers vor Anspannung; es findet sich u. a. in Artischocken, Mangold, Spinat, Weizenkeimen, Sojabohnen, Bananen und Erdnüssen.
- **Wasser** (Leitungswasser) ist ein Energielieferant.
- **Basenbildende Lebensmittel** wie Bananen, Soja, Hafer, Tomaten können »entstressen«.



Gesünder essen, geregelte Pausen – geht das auch im hektischen Pflegealltag? Ja, das geht. Vorausgesetzt, Sie machen das gesunde Essen zur Aufgabe fürs ganze Team. Je mehr Kolleg*innen mitmachen, umso einfacher fällt es allen, sich gesund und regelmäßig zu ernähren. Fünf einfache Tipps dazu:

1. **Kulturelle Vielfalt:** Planen Sie doch mal eine Woche im Voraus durch, gesund und abwechslungsreich zu essen. Jeder Mitarbeitende bringt etwas mit, stellt z. B. ein neues Nahrungsmittel vor. In den meisten Einrichtungen arbeiten Menschen aus vielen Kulturen. Nutzen Sie das doch mal für die Ernährung!
2. **Keine Verbote:** Süßigkeiten oder Salziges ist nicht generell verboten, aber es wird in der Menge beschränkt. Legen Sie im Team eine Maximalmenge fest und halten Sie sich daran.
3. **Obst auf Tisch:** Durch wie viele Varianten von Obst lassen sich Besprechungskekse ersetzen? Probieren Sie es aus!
4. **Regionales ist Trumpf:** Spargelzeit, Erdbeerzeit, Grünkohlzeit – im Jahresverlauf gibt es viele Wochen, in denen regionale Spezialitäten ihre hohe Zeit haben. Wie wäre es mit einer Rezeptbörse dazu im Team?
5. **Bewegen ist Leben:** Starten Sie Besprechungsrunden doch mal mit einer kurzen Bewegungseinheit – schütteln Sie z. B. den Stress ab (▶ Kap. 5.8.1), bevor Sie sich an die Arbeit machen.

## 6.6 Achten Sie aufs Miteinander

Eine kollegiale wertschätzende Teamatmosphäre sollte – eigentlich – selbstverständlich sein. Aber wo Menschen arbeiten, gibt es auch Konkurrenz. Darunter leidet das Miteinander, wie das folgende Beispiel zeigt: »Nette Schwester/böse Schwester.«

Die »nette Schwester« im Spätdienst schmiert »natürlich« die Abendbrote für die Bewohner*innen, ob aus Zeitgründen, aus Freundlichkeit oder aus Dankbarkeit? Das weiß niemand so recht. Aber die »nette Schwester« verrichtet diese Arbeit in jedem ihrer Spätdienste.

Am darauffolgenden Tag ist die »böse Schwester« im Dienst. Sie weiß, dass es für die Pflegebedürftigen wichtig ist, dass ihre Fähigkeiten gefördert werden und deshalb »müssen« die Pflegebedürftigen auch selbst ihre Brote schmieren (was fachlich natürlich richtig ist). Ein Bewohner verschränkt allerdings die Arme, lehnt sich zurück und fragt direkt: »Ist denn die nette Schwester von gestern nicht da?«

Sie können sich sicherlich die anschließende Diskussion bei einer Übergabe oder einer Besprechung vorstellen. Diskussionen zum Verhalten des Bewohners werden geführt, obwohl die ganze Angelegenheit kein »Bewohner-Thema«, sondern ein »Team-Thema« ist.

Wie ausführlich beschrieben, bestehen in den pflegerischen und betreuenden Berufen genug Herausforderungen. Warum also sich das (Arbeits-) Leben im Team gegenseitig erschweren? Niemand von Ihnen sollte den professionellen roten Faden verlieren. Was und wie nötig ist, ist aus der Dokumentation zu erkennen und jeder professionell Tätige hat sich an erstellte Maßnahmenpläne zu halten.[95]

---

[95] Vgl. Stöcker 2020

Teams brauchen Unterstützungen und nicht erst in Form eines Feuerwehrmanns, sondern in Form einer kollegialen Begleitung. Dazu bietet sich z. B. ein regelmäßiges Teamcoaching an. Ein Thema dabei kann »Resilienz« sein. *»Resilienz ist die Kraft, dies es Ihnen ermöglicht, schwierige Situationen und Herausforderungen zu bewältigen.«*[96] Drei Strategien stehen dabei im Mittelpunkt: Motivieren, Nein sagen und Delegieren.

1. **Motivation**, *»Wertschätzung verstärkt sehr häufig das Selbstwertgefühl – sowohl beim Empfänger als auch beim Geber. Wertschätzende und geschätzte Menschen erfreuen sich in der Regel großer Beliebtheit.«*[97]
2. Sehr hilfsbereite Kolleg*innen erhalten manchmal weniger Respekt als Kolleg*innen, die in der Lage sind, ein klares **Nein** zu **sagen**. *»Darum: Lernen Sie Nein zu sagen – ganz ohne Schuldgefühle. Es macht Sie auf Dauer resilienter.«*[98]
3. Sie müssen nicht immer alles selbst tun. *»Delegieren ist sicherlich nicht einfach, aber es ist eine Investition in die Weiterbildung Ihrer Mitarbeiter.«*[99] Vorausgesetzt, Sie können damit leben, dass bei einer erstmaligen **Delegation** auch mal ein Fehler unterläuft, und dass der Delegierte der Aufgabe auch wirklich gewachsen ist.

6

[96] Koslowski G (2019): Resilienz in der Pflege. Schlütersche, Hannover, S. 8
[97] Ebd., S. 144
[98] Ebd., S. 169
[99] Ebd., S. 182

# 7 Umsetzung: Das betriebliche Gesundheitsmanagement

*»Ob Menschen etwa ein gesundheitsbezogenes Verhalten zeigen oder verändern, das hängt stark mit ihren zugrundliegenden Gefühlen und Gedanken zusammen, etwa mit ihren Ängsten vor einer Krankheit oder mit Erwartungen von positiven Auswirkungen auf Gesundheit.«*[100]

Der erste Schritt zur eigenen Erfolgserfahrung ist es, Erfolge überhaupt wahrzunehmen. Der Blick zum Erfolg kann bei einer zu hohen Erwartungshaltung, wenn alles nur noch in Superlativen gemessen werden soll, verloren gehen. Somit ist jeder Einzelne gefordert, wieder sensibel für Erfolge zu werden, ganz wesentlich auch Kolleg*innen und Vorgesetzte.
Die Empfehlung, zu Beginn einer Teamsitzung mit der Frage zu beginnen, was »gut gelaufen ist« (▶ Kap. 6.4), kann den Blick wieder auf Erfolge leiten.

Beim zweiten Einflussfaktor, der stellvertretenden Erfahrung, dem Lernen am Modell (▶ Kap. 2) sowie bei verbalen Verstärkern, sind besonders Führungskräfte in ihrer Vorbildfunktion gefordert. Vorgesetzte spielen oft eine unterschätze Rolle bei der Stärkung der Selbstwirksamkeitserwartung ihrer Mitarbeiter*innen.

Ein weiterer Punkt, die physiologischen Wahrnehmungen und Beobachtungen, haben viel mit den eigenen Gedanken und deren Übersetzungen zu tun. Wie bei den Verhaltenspräventionen beschrieben, ist es bedeutsam, dysfunktionale Gedanken (▶ Kap. 5.3.3) zu korrigieren.

---

[100] Vgl. Faltenmaier 2017, S. 346–347

Bei der Umsetzung der vorgeschlagenen Maßnahmen steht die Motivation jedes Einzelnen im Vordergrund – und die Bereitschaft, auf Dauer etwas verändern zu wollen, sowohl als Einzelner, als Vorgesetzter wie auch als Team. Um den Stressfaktor zu reduzieren bietet sich ein Miteinander der Berufsgruppen (▸ Kap. 6.6) als Verhältnisprävention an. Der gemeinsame Nenner aller Berufsgruppen sind die zu versorgenden Bewohner*innen. Arbeiten die Berufsgruppen Hand in Hand, führt dies nicht nur zur Stressreduktion, sondern die Teams werden stabilisierter und erhöhen somit im Einzelnen die Selbstwirksamkeitserwartung. Die Mitarbeiter der Berufsgruppen stehen im Fokus, doch letztendlich geht es um die Bewohner*innen der Einrichtungen.

Als Empfehlung können die Handlungs-Ebenen der Ottawa-Charta dienen, indem sie als Leitgedanken für das betriebliche Gesundheitsmanagement fungieren:

1. *»Entwicklung einer gesundheitsförderlichen Gesamtpolitik«*[101]
   Aus diesem Grundgedanken kann sich ein gesundheitsförderliches Gesamtkonzept für eine Einrichtung entwickeln. Dies beschreibt die Umsetzung der vorgestellten Maßnahmen zur Verhaltens- und Verhältnisprävention.
2. *»Schaffung gesundheitsförderlicher Lebenswelten, vor allem einer natürlichen Umwelt, ökologischer Ressourcen und gesunder Lebens-, Arbeits- und Freizeitbedingungen«*[102]
   Dazu gehören für eine Einrichtung ergonomische Arbeitsmittel, gesundheitsfördernde Raumgestaltung z. B. durch eine entsprechende Farbwahl sowie spezielle Angebote für die Mitarbeiter wie beispielsweise Bonusprämien oder Massagegutscheine
3. *»Unterstützung gesundheitsbezogener Gemeinschaftsaktionen«*[103]
   Teambildende Unterstützungen, z. B. gemeinsame Wanderungen, Working oder ähnlich sportliche Aktivitäten
4. *»Entwicklung persönlicher Kompetenzen«*[104]
   Die Einrichtungen stellen den Teams regelmäßig einen Coach zur Seite.

7

[101] Ebd.
[102] Ebd.
[103] Ebd.
[104] Ebd.

**Tipp**

Eine Möglichkeit für Einrichtungen der Langzeitpflege kann es sein, eine neue Stelle im Rahmen des betrieblichen Gesundheitsmanagement zu kreieren, wie z. B. einen Gesundheitspsychologen. Dessen Aufgabe könnte es sein, die Gesundheitsförderung der Mitarbeiter anzuleiten und zu unterstützen.

**»Wichtig ist, was ich heute tun kann«**

Eine 57-jährige Einrichtungsleitung beschreibt, wie wichtig es ist, sich ständig neuen Anforderungen zu stellen: *»Früher! Früher war alles anders«, oder »Das haben wir schon immer so gemacht« – das sind Sätze, die ich nicht mehr hören kann. Ich leite schon seit Jahren Einrichtungen und kenne die Pflege von der »Pieke auf«. Die Menschen haben sich in ihrem Verhalten und ihren Bedürfnissen verändert. Wir hatten früher zu funktionieren und das zu tun, was uns unsere »Öse« im Krankenhaus sagte.*

*Auch die Rahmenbedingungen in den Einrichtungen haben sich verändert. Was besser oder schlechter ist, liegt oft im Auge des Betrachters. Punkt. So muss man nicht einer Zeit hinterher trauern, in der genauso gestöhnt wurde wie heute. Wichtig ist doch, wie ist es jetzt und was kann ich unter den jetzigen Bedingungen für mich und für meine Mitarbeiter*innen tun? Sie bekommen z. B. regelmäßige Fortbildungen angeboten und damit meine ich nicht nur die Pflichtveranstaltungen, sondern auch Themen zur Entspannung. Des Weiteren bekommen unsere Mitarbeiter*innen Gutscheine von ortsansässigen Händlern oder der Tankstelle. Einmal im Jahr führen wir ein Mitarbeiterfest durch, gepaart mit Aktivitäten, meist sportlicher Art. Die meisten Mitarbeiter*innen empfinden dies positiv. Alle können Sie leider nie erreichen. Es gibt immer auch unzufriedene, wichtig ist aber, dass die meisten sich wohl fühlen. Bei Bedarf bieten wir zusätzlich den Einsatz eines Coachings an. Die Mitarbeiter*innen haben die Wahl zwischen einem Team- oder Einzelcoaching.«*

# 8 Exkurs: SARS-CoV-2

Die Erkrankung, die durch SARS-CoV-2 ausgelöst wird, wird als Covid-19 bezeichnet, die Abkürzung steht für »Corona Virus Disease 2019«. Weltweit verursachte das Virus viele Infizierte und Tote und stellt alle Menschen vor enorme Herausforderungen, ganz besonders in der Pflege und Betreuung.

Unser tägliches Leben hat sich verändert, nicht nur im privaten, sondern auch im beruflichen Bereich. Zu den bereits zu Beginn des Buches beschriebenen Stressfaktoren gesellt sich jetzt noch das Virus samt der deshalb erforderlichen Maßnahmen. Nicht nur, dass die Maßnahmen der Hygiene verstärkt stattfinden, es finden veränderte Begegnungen statt, gepaart mit eigenen Ängsten.

Zu alldem gibt es Bewohner*innen, die die Situation nicht verstehen können, die irritiert sind, nach menschlicher Nähe suchen und vertraute Menschen infolge des Nasen-Mund-Schutzes nicht erkennen. Des Weiteren gibt es Angehörige, die die Lage anders einschätzen und sich nicht immer an Vorgaben halten und Diskussionen führen, die nicht immer angebracht sind.

Im Jahr 2020 bestimmte Corona den Alltag aller Menschen. Aber auch hier haben Sie Einfluss darauf, wie weit das Virus es schafft, Sie zu beherrschen. Treffen Sie daher noch mehr für sich die Entscheidung, dass Sie für sich einen Ausgleich finden.

**»Waldspaziergänge haben mich vor dem Durchdrehen bewahrt«**
Eine Einrichtungsleitung erinnert sich an die erste Welle: »Es war die Hölle. Von jetzt auf gleich war alles anders. Von der Zentrale kamen jeden Tag neue Anweisungen, Mitarbeiter*innen waren verunsichert, Bewohner*innen wussten nicht, was passiert, ganz besonders für Menschen mir demenziellen Erkrankungen war und ist es schwierig. Wir hatten kaum Materialien und mussten sie irgendwie besorgen.

Mittlerweile sind wir gut organisiert und haben unsere Struktur wiedergefunden. Wenn ich nicht regelmäßig meine Waldspaziergänge gemacht hätte, wäre ich durchgedreht.«

**»Unser Team ist wirklich zusammengewachsen«**
Krisen haben mindestens zwei Seiten, so das Fazit dieser 31-jährigen Pflegekraft: *»Meine Bewohner*innen tun mir so leid. Ihnen fehlt die Nähe, einfach mal im Arm genommen zu werden. Mittlerweile können wir im Wohnbereich wieder kleine Gruppen stattfinden lassen. Es ist und war eine schwierige Zeit.*

*Was für uns als Team wichtig war? Klarheit, einbezogen zu sein und zusammenzuhalten. Respekt vor meiner Leitung! Sie hatte immer ein offenes Ohr und unser Team ist wirklich zusammengewachsen. Wir haben so viel geschafft und haben uns angewöhnt, zu Beginn des Dienstes etwas Nettes zu sagen. Das war am Anfang komisch, aber es wurde uns schnell vertraut.«*

# 9 Und jetzt sind Sie dran...

Leben Sie jetzt, genießen Sie die schönen Seiten des Lebens. Ich bedanke mich bei Ihnen, dass Sie dieses Buch gelesen haben. Jetzt liegt es an Ihnen, das Gelesene umzusetzen.

Bitte nicht alles auf einmal, das macht Stress. Machen Sie sich vielleicht eine Liste, mit welchen Übungen Sie beginnen möchten. Seien Sie geduldig mit sich selbst und wiederholen Sie die einzelnen Übungen.

Sprechen Sie über Ihre Wahrnehmungen und Gefühle aus der Ich-Perspektive und daher beginnen Sie direkt damit genauso zu formulieren. »Ich wünsche mir, .........., weil ich mich dann .......... fühle. Wichtig ist ..........«

Bleiben Sie die meiste Zeit im Hier und Jetzt, das heißt in der Gegenwart. Beobachten Sie sich mal selbst: Wie oft sind Sie im Gedanken in der Zukunft bzw. in der Vergangenheit? Sie versorgen einen Bewohner und denken doch gleichzeitig darüber nach, was Sie gleich alles noch machen müssen oder was am gestrigen Tag war. Sind Sie aber gedanklich wirklich in der Gegenwart, sind Sie präsent und erleben die Zeit bewusster und stressfreier. Denn wenn Sie darüber nachdenken, was alles noch zu tun ist, ist es dadurch leider nicht erledigt. Es stresst Sie nur mehr...

Aus der täglichen Praxis kennen Sie viele versäumte Lebenswünsche. Lassen Sie es nicht so weit kommen. Leben Sie eine gesunde Selbstfürsorge, Sie sind es sich wert.

### Sie sind Ihr eigenes Museum

Dieser QR-Code führt Sie zu einem Video, das Sie zu einer Vorstellung mitnimmt. Die Frage dahinter: Wenn Ihr Leben ein Museum wäre, welche Bilder würden Sie in Ihrem eigenen Museum finden? (https://www.youtube.com/watch?v=uzGwHSAsTEQ&t=4s)

# Literatur


Bamberg E (2006). Stressbezogene Interventionen in der Arbeitswelt. Arbeits- und Organisationspsychologie 10/2006, S. 215–226.

Bamberg E, Mohr G et al. (2011). Lehrbuch Arbeitspsychologie. Hogrefe, Göttingen.

Bechtel S (2019): Erfolg ist eine Gewohnheit. Goldegg, Berlin.

Becker B (2014): Grundlagen der differentiellen und Persönlichkeitspsychologie. SRH, Riedlingen.

Beckmann U (2015): Traumberuf Altenpflege: Strategien für mehr Zufriedenheit. Vincentz, Hannover.

Bengel J (2009): Selbstwirksamkeiterwartung. In: Hohmann C (2009): Handbuch der Gesundheitspsychologie und medizinische Psychologie. Hogrefe, Göttingen, 61–67.

Berndt F (2018): Burnout Fachberatung. https://www.burnout-fachberatung.de/kontakt.htm.

Bottini O (2006): Das große O. W. Barth-Buch der Meditation. Fischer, Frankfurt.

Bregenzer M (2020): Wirksamkeitsnachweis und Indikationen des Autogenen TRrainings – eine Metaanalyse nach den Cochrane Kriterien. Inaugural-Disssertation. Universität Regensburg. https://epub.uni-regensburg.de/31087/1/Doktorarbeit%20Maximilian%20Bregenzer.pdf

Brinkmann R (2014): Angewandte Gesundheitspsychologie. Pearson, Hallbergmoos.

Bruggemann A (1975): Arbeitszufriedenheit. Schriften zur Arbeitspsychologie. Huber, Bern.

Bucay J (2005): Komm, ich erzähl dir eine Geschichte. Ammann, Zürich.

Buchholz T (2009): Basale Stimulation® in der Pflege alter Menschen. Huber, Bern.

Budischewski K (2016): Statistik. SRH, Riedlingen.

Bühler KE, Schneider C (1999): SEA – Skala zur Erfassung von Arbeitsbezogenheit. PubPsych. Von https://pubpsych.zpid.de/pubpsych/Search.action?page=0&rows=0&sortBy=&source=&lang=DE&frompage=wahr&search=&q=Skala+zur+Erfassung+von+Arbeitsbezogenheit&search.x=0&search.y=0&search=Suchen

Bundesagentur für Arbeit (2021): Arbeitsmarktsituation im Pflegebereich. Nürnberg. https://www.arbeitsagentur.de/news/news-arbeitsmarkt-pflegeberufe-broschure

Burns D (2005): In zehn Tagen das Selbstwertgefühl stärken. Junfermann, Paderborn.

Burrisch M (2014): Das Burnout-Syndrom: Theorie der inneren Erschöpfung, zahlreiche Fallbeispiele, Hilfen zur Selbsthilfe. Springer Medizin, Berlin, Heidelberg.

Bussel D (2006): Pilates für Anfänger. Dorling Kindersley, München.

Büssing A (1995): Psychischer Stress und Burnout in der Krankenpflege: Untersuchungen zum Einfluß von Anforderungen, Hindernissen und Spielräumen. Technische Universität München.

Chmitorz A (2020): Die psychische Gesundheit stärken. Die Schwester/Der Pfleger 05/2020, 30–33.

DAK (2015): DAK-Gesundheitsreport 2015. https://www.dak.de/dak/bundesthemen/gesundheitsreport-2015-2109048.html#/

Daniel S (2013): Praxisfelder der Gesundheitspsychologie. SRH; Riedlingen.

Daniel S (2014): Grundlagen der Gesundheitspsychologie. SRH; Riedlingen.

Da Silva K, Rydl DR (2000): Energie durch Bewegung. Droemersche Verlagsanstalt, München.

Denzler RE (2009): Karriere statt Burnout. Orell Füssli, Zürich.

Dietrich R (2017): Stressbewältigung und berufliche Identität in der Bankenbranche. Springer, Wiesbaden.

Doppler C, Lauterburg C (2014): Change Management – den Wandel gestalten. Campus, Frankfurt.

Dorner C (2021): »Hast Du ein Alkoholproblem?« Interview mit Jürgen Osterbrink. kma 2014; 19 (4), 70–71

Doubrawa R (2006): Progressive Relaxation – neuere Forschungsergebnisse zur klinischen Wirksamkeit. https://docplayer.org/17341763-Progressive-relaxation-neuere-forschungsergebnisse-zur-klinischen-wirksamkeit.html

Ehresmann C (2015): Burnout bei Pflegekräften in der medizinischen Rehabilitation: Spezifische Ansatzpunkte für das Betriebliche Gesundheitsmanagement. In: Badura B et al. (2015): Fehlzeiten Report 2015, Springer, Heidelberg, 71–84.

Endspurt Vorklinik (2020). PsychSoz: Die Skripten fürs Physikum. Thieme, Stuttgart.

Faltenmaier T (2017): Gesundheitspsychologie. Kohlhammer, Stuttgart.

Fischer-Epe M (2012): Selbstcoaching. Rowohlt, Hamburg.

Flake R (2018): Fachkräfteengpass in der Altenpflege. Institut der deutschen Wirtschaft, Köln.

Franken U (2020): Achtsamer Umgang mit Emotionen – ein Vorschlag zur breitenwirksamen Förderung von Gesundheit. https://www.dachverband-salutogenese.de/cms/fileadmin/user_upload/Mensch42/06_DER_MENSCH_42_Franken_Achtsamer-Umgang-mit-Emotionen.pdf

Frucht S (2004): Progressive Muskelrelaxation. München: Audiobite.

Gauding M (2009): Eine Million Mandalas. Evergreen, Köln.

Geisselhart R, Hofmann C (2013): Stress ade: Die besten Entspannungstechniken. Taschenguide. Haufe, München.

Greb-Kohlstedt B, Kammeyer U et al. (2017). Dokumentation in der Betreuungsarbeit: Chancen nutzen mit PSG, Strukturmodell und NBI. Vincentz Network, Hannover.

Greif S (2011): Gesundheits- und Stressmanagementcoaching. In: Bamberg E, Duckl A et al. (2011): Gesundheitsförderung und Gesundheitsmanagement in der Arbeitswelt. Hogrefe, Göttingen, 342–369.

Greif S (2017): Handbuch Schlüsselkonzepte im Coaching. Springer, Heidelberg.

Großkopf V (2019): Doch es gibt sie: Die schönen Seiten des Pflegeberufs. https://www.rechtsdepesche.de/5-gute-gruende-in-der-pflege-zu-arbeiten/

Hasselhorn HM, Müller BH et al. (2005): Berufsausstieg bei Pflegepersonal: Arbeitsbedingungen und beabsichtigter Berufsausstieg bei Pflegepersonal in Deutschland und Europa. Wirtschaftsverlag NW, Dortmund/Berlin/Dresden.

Hausen A (2013): Gesundheitspsychologie und Arbeit. SRH, Riedlingen.

Hegar U (2015): Präventions- und Interventionsmethoden II. SRH, Riedlingen.

Heinzelmann M (2004): Das Altenheim – immer noch eine »Totale Institution«? Eine Untersuchung des Binnenlebens zweier Altenheime. Dissertation. Göttingen. http://ediss.uni-goettingen.de/bitstream/handle/11858/00-1735-0000-0006-B3CD-6/heinzelmann.pdf

Hiller M (2005): Fantasiereisen: Traumreisen zum Vorlesen. Pro Business, Berlin.

Hindrichs S, Rommel U (2018): Expertenstandards praktisch anwenden. Vincentz Network, Hannover.

Ingrid WF (2009): Der neue Duftführer. Wollner, Görisried.

Jacobs K, Kuhlmey A et al. (2019): Pflege-Report 2019: Mehr Personal in der Langzeitpflege – aber woher? Springer, Berlin.

Jerusalem M (2002): Das Konzept der Selbstwirksamkeit. In: Hopf D, Jerusalem M (2002): Selbstwirksamkeit und Motivationsprozess in Bildungsinstitutionen, Beltz, Weinheim, 28–54).

Jiang MC, Jiang XL (2006). Chan Mi Qi Gong – Durch einen gestärkten Rücken zu innerer Harmonie. Haug, Stuttgart.

Kabat-Zinn J (2013): Gesund durch Meditation: Das große Buch der Selbstheilung mit MBSR. Knaur Leben, München.

Kahill S (1988): Symptoms of professional burnout: A review of the empirical evidence. Professional Psychological & Health Personnel Issues (3400). Toronto, ON, Canada: Canada: Canadian Psychological Association. http:/dx.doi.org/10.1037/h0079772

Kaluza G (2012): Gelassen und sicher im Stress. Springer, Berlin Heidelberg.

Kaluza G (2015): Stressbewältigung: Trainingsmanual zur psychologischen Gesundheitsförderung. Springer, Berlin.

Karim A (2014): Forschungs- und Messmethoden der Gesundheitspsychologie. SRH, Riedlingen.

Karim A (2015a): Biologische Psychologie. SRH, Riedlingen.

Karim A (2015b): Präventions- und Interventionsmethoden I. SRH, Riedlingen.

Karim A (2016): Horizontale & vertikale Verhaltensanalysen. SRH, Riedlingen.

Karim A (2017): Instrumente der Gesundheitspsychologie. SRH, Riedlingen.

Kastner M, Otte R (2011): Empirische Ergebnisse und Zukunftsaspekte im betrieblichen Gesundheitsmanagement. Pabst Science Publishers, Lengerich.

Kelder P (1997): Die fünf Tibeter. Fischer, Frankfurt.

Koch-Straube U (2003): Fremde Welt Pflegeheim. Huber, Bern.

Kolling H (2020): Wegbegleiterin der modernen Krankenpflege. Die Schwester/Der Pfleger 95/20, 4–9.

Korczak D, Wastian M et al. (2012): Therapie des Burnout Syndroms. Institut des Bundesministeriums für Gesundheit (Hrsg.). Köln: Deutsches Institut für medizinische Dokumentation und Information DIMDI. doi:DOI: 10.3205/hta000103L

Krapf M, Krapf G (2004): Autogenes Training. Springer, Heidelberg.

Kriesten U (2020): Kollegiale Fallberatung. Schlütersche, Hannover

Kunze D (2011): Betriebliche Gesundheitsförderung in der Alten- und Krankenpflege. In: Bamberg E, Duckl A et al. (2011): Gesundheitsförderung und Gesundheitsmanagement in der Arbeitswelt. Hogrefe, Göttingen, 595–613.

Laireter A (1993): Soziales Netzwerk und soziale Unterstützung. Huber, Bern.

Lanz C (2014): Coaching. SRH, Riedlingen.

Lindemann H (2004): Autogenes Training. Goldmann, München.

Maaß, E. &. (1996). Phantasiereisen leicht gemacht: Die Macht der Phantasie. Paderborn: Junfermann.

Maaß E, Ritschl K (1996): Phantasiereisen praktisch anwenden. Junfermann, Paderborn.

Marx S (2012): Herzintelligenz® kompakt: Gesund und gelassen, klar und kreative. VAK, Kirchzarten.

Mentzel G (1979): Über die Arbeitssucht. Zeitschrift für psychosomatische Medizin und Psychoanalyse, 115–127.

Metz AM (2011): Intervention. In: Bamberg E, Duckl A et al. (2011): Gesundheitsförderung und Gesundheitsmanagement in der Arbeitswelt. Hogrefe, Göttingen, 185–219.

Mohl A (2001): Alles Einbildung. Junfermann, Paderborn.

Möller H, Kotte S (2014): Diagnostik im Coaching. Springer, Berlin.

Moss R (2010): Das Mandala des Lebens. Goldmann, München.

Nerdinger FW, Blickle G et al. (2018): Arbeits- und Organisationspsychologie. Springer, Berlin.

Nidiaye S (2006): Meditationen für den Morgen. Knaur, München.

Noland J, Noland M et al. (2003): Der kleine Stresstherapeut. Sanssouci, München.

Nübling K (2014): Aromatherapie für Einsteiger. Koha Kompakt, Burgrain.

Oates WE (1971): Confessions of a workaholic. World Pub. G., Nashville.

Oswald S (2008): Entspannung für Körper und Seele. Gondrom, Bindlach.

Petermann F (2020): Entspannungsverfahren: Das Praxishandbuch. Beltz, Weinheim.

Porst R (2014): Fragebogen. Ein Arbeitsbuch. Springer, Wiesbaden.

Prehm M (2018): Pflege deinen Humor. Berlin: Springer.

Rauen C (2014): Coaching. Hogrefe, Göttingen.

Reif J, Spiel E et al. (2018): Effektiver Umgang mit Stress: Gesundheitsmanagement im Beruf. Springer, Berlin.

Reinhardt R (2014): Empirische Sozialforschung. SRH, Riedlingen.

Reinhardt R (2015): Fragebogentechnik. SRH, Riedlingen.

Richter G (2000): Psychische Belastung und Beanspruchung: Streß, psychische Ermüdung, Monotonie, psychische Sättigung. Wirtschaftsverlag, Dortmund/Berlin.

Richter P (2011): Arbeit und Gesundheit – Risiken, Ressourcen und Gestaltung. In: Bamberg E, Duckl A et al. (2011): Gesundheitsförderung und Gesundheitsmanagement in der Arbeitswelt. Hogrefe, Göttingen, 25–59.

Riemann D (2016): Ratgeber Schlafstörungen: Informationen für Betroffene und Angehörige. Hogrefe, Göttingen.

Rösing I (2011): Ist die Burnout Forschung ausgebrannt? Analyse und Kritik der internationalen Burnoutforschung, 3. Aufl. Asanger, Kröning.

Rüller H (1999): 3000 Jahre Pflege. Prodos, Brake.

Sammer U (2009): Entspannung erfolgreich vermitteln. Klett-Cotta, Bonn.

Saraswati SS (2009): Yoga Nidra. Yoga Publications Trust, Köln.

Schädle-Deininger H (1994): Pflege, Pflege-Not, Pflege-NotStand: Entwicklungen psychiatrischer Pflege. Psychiatrieverlag, Köln.

Schäfer KH (2004): Entspannung erleben. Kneipp-Verlag, Leoben.

Scherrmann U (2017): Erste Hilfe bei Burnout in Organisationen. Springer, Wiesbaden, Gais/Schweiz. doi:DOI 10.1007/978-3-658-14511-8

Schmucker R (2020): Arbeitsbedingungen in Pflegeberufen. In: Jacobs K, Kuhlmey A et al. (2019): Pflege-Report 2019: Mehr Personal in der Langzeitpflege – aber woher? Springer, Berlin, 49–60.

Schneider C, Bühler KE (1999): SEA – Skala zur Erfassung von Arbeitsbezogenheit. http://dx.doi.org/10.23668/psycharchives.4506

Schnell R, Hill PB et al. (2018). Methoden der empirischen Sozialforschung. Oldenbourg, München.

Schultz JH (2010): Autogenes Training: Das Original-Übungsheft. Trias, Stuttgart.

Schwarzer R (1999): Skalen zur Erfassung von Lehrer- und Schülermerkmalen: Dokumentation der psychometrischen Verfahren im Rahmen der wissenschaftlichen Begleitung des Modelversuchs Selbstwirksame Schulen. Freie Universität Berlin, Berlin.

Sedlacek B (2011): DGFP Studie: Psychische Beanspruchung von Mitarbeitern und Führungskräften. Forschung und Themen. Düsseldorf: Deutsche Gesellschaft für Personalführung e. V. https://www.dgfp.de/fileadmin/user_upload/DGFP_e.V/Medien/Publikationen/Praxispapiere/201102_Praxisipapier_studie-psychische-beanspruchung.pdf

Segal ZV, Williams JMG et al. (2015). Die Achtsamkeitsbasierte Kognitive Therapie der Depression. dgvt, Tübingen.

Seligman ME (2002): Der Glücksfaktor: Warum Optimisten länger leben. Bastei Lübbe, Köln.

Spitzer N (2016): Perfektionismus und seine vielfältigen psychologischen Folgen. Heidelberg: Springer-Verlag. doi:DOI 10.1007/978-3-662-47476-1

Stöcker M (2016): Praxislehrbuch Heilpraktiker für Psychotherapie. Haug-Thieme, Stuttgart.

Stöcker M (2019): Coaching-Konzepte zur Prävention von Burnout bei Führungskräften. QM-Praxis in der Pflege 09/10/2019, 45–57.

Stöcker M (2020): Mehr als Schwarz oder Weiß: das Borderline-Syndrom. PPH: Die Zeitschrift für Psychiatrische Pflege heute 02/2020, 33–40.

Stöcker M (2020): Pflege mit dem Strukturmodell. Wiley, Weinheim.

Streit-Gallo H (2003): Meditationen auf dem Weg zu mir: Harmonie und Wellness für die Seele. Grasmück, Altenstadt.

Tan CM (2015): Search Inside Yourself: Optimiere dein Leben durch Achtsamkeit. Goldmann, München.

TK (2020): Entspann dich. Deutschland TK-Stressstudie 2016. https://www.tk.de/resource/blob/2026630/9154e4c71766c410dc859916aa798217/tk-stressstudie-2016-data.pdf

Teloo E (2008): Massage: 50 Praxiskarten für Entspannung und Wohlbefinden. Hugendubel, München.

Thomas C (2020): Reaktanz: Blindwiderstand erkennen und umsetzen. Adeo, Asslar.

Tietze KO (2010): Wirkprozesse und personenbezogene Wirkungen von kollegialer Beratung. VS Verlag für Sozialwissenschaften, Wiesbaden.

Vogt A (2013): Belastungen von Mitarbeitern in der stationären Pflege durch das Miterleben von Sterben, Tod und Trauer. Springer, Heidelberg.

Vopel K (2007): Seelenzeit. Iskopress, Bielefeld.

Unbekannt (2005): Yoga – der sanfte Weg. Area, Erftstadt.

Wan-Chung C (oJ). Alltags-Oi-Gong: Wege zur Gesundheit und Harmonie. Books on Demand, Norderstedt.

Wittig F, Ohlerth E (2019): Albtraum Pflegeheim. riva, München.

Zimbardo PG et al. (1995): Psychologie, 6., neu bearbeitete und erweiterte Auflage. Springer, Heidelberg.

# Register